·预防调理一本通·

摆脱失眠

王　健　钟雨洁　主编

 中国人口出版社
China Population Publishing House
全国百佳出版单位

图书在版编目（CIP）数据

摆脱失眠 / 王健，钟雨洁主编. —北京：中国人口出版社，2024.1
（预防调理一本通）
ISBN 978-7-5101-8806-0

Ⅰ.①摆… Ⅱ.①王… ②钟… Ⅲ.①失眠—防治 Ⅳ.①R749.7

中国版本图书馆CIP数据核字（2022）第245143号

预防调理一本通·摆脱失眠
YUFANG TIAOLI YIBENTONG·BAITUO SHIMIAN

王 健 钟雨洁 主编

责 任 编 辑	张宏君
装 帧 设 计	侯 铮
责 任 印 制	林 鑫 任伟英
出 版 发 行	中国人口出版社
印 刷	天津中印联印务有限公司
开 本	710毫米×1000毫米 1/16
印 张	15.75
字 数	240千字
版 次	2024年1月第1版
印 次	2024年1月第1次印刷
书 号	ISBN 978-7-5101-8806-0
定 价	28.80元

电 子 信 箱	rkcbs@126.com
总编室电话	（010）83519392
发行部电话	（010）83510481
传 真	（010）83538190
地 址	北京市西城区广安门南街80号中加大厦
邮 政 编 码	100054

版权所有　侵权必究　　质量问题　随时退换

序 言

不论何种原因引起的精神过度紧张，即长期的内心冲突、持续的不良情绪因素、紧张心情、社会环境因素等，均可导致失眠症的发生。失眠是神经衰弱最主要的临床表现，也是患者就诊的主要原因。神经衰弱还有其他症状，如经常感到精力不足、萎靡不振、记忆力减退、反应迟钝、学习工作中注意力不能集中、工作效率下降，即使是充分休息也不能消除疲劳感。对全身进行检查，又无器官疾病如肝炎等，也无脑器质性病变。

没有人可以离开睡眠，它是这个世界上所有人最熟悉的活动之一，却有很大一部分人并不太"擅长"这项活动，睡眠不好甚至失眠，使大脑和身体得不到充分休息与恢复，严重危害生理与心理健康。研究表明，如果每天的睡眠时间少于6小时，那么过早死亡的风险将增加12%！

本书从中国传统医学、西方医学、心理因素以及家居环境等多方面阐述、解析失眠原因，寻求解决方法，并搭配以药膳、按摩、熏蒸、心理暗示、环境等多种方法，多管齐下帮助失眠患者解决失眠难题。

最后，祝您拥有婴儿般的金质睡眠！

目录 CONTENTS

第一章 失眠测试　001

您是否睡眠不足　003
您的睡眠质量怎样　005
您是否失眠　007
您属于哪种类型的失眠　008

第二章 解读失眠　011

七情内伤读失眠　013
劳逸失常伤睡眠　015
饮食不当损睡眠　016
体质不好扰睡眠　018
疾病缠身难入眠　019
不同患者有不同的失眠表现　020
失眠按病程分为三类　021
失眠按严重程度分为三类　023
失眠的病因各不同　024
失眠的诊断标准　025
失眠是一种症状，失眠症是一种疾病　026
失眠与神经衰弱有何关系　028

1

目录 CONTENTS

第三章

睡得好身体才好 — **029**

提高睡眠质量是当务之急　031
"深度睡眠"是健康的标志之一　034
不同人睡眠时间的长短不同　035
睡眠时间不宜过长　037
补眠时间多长合适　038
可怕的睡眠障碍　039
失眠心理面面观　040

第四章

身体病了，觉也没了 — **043**

哪些疾病易引起失眠　045
调养五脏，缓解失眠　046
肝郁化火型失眠者的药膳　049
心脾两虚型失眠者的药膳　051
胃失和降型失眠者的药膳　052

第五章

心不静，觉不宁 — **055**

哪些心理因素易导致失眠　057
精神疾病常伴随失眠症状　059
突然失眠如何应对　062
急性失眠症的治疗方法　064
短期失眠症患者的心理疗法　066

目录 CONTENTS

长期睡眠障碍者的行为疗法　　069
如何治疗焦虑性失眠　　082
如何治疗因恐惧引起的失眠　　086
如何消除不良情绪　　087

第六章 今夜你为什么失眠　　095

引起失眠的坏习惯，你有吗　　097
别在睡前使用电脑　　100
胃不和则卧不安　　102
头部温度稍低有利于睡眠　　104
用脑过度导致失眠　　106
细节决定睡眠质量　　109
面对面睡觉有什么不好　　111
性生活不和谐是女性失眠的重要原因　　112
男性性生活后，不宜倒头就睡　　114
不要轻易改变你的生物钟　　116
烟、酒、药物导致的失眠　　121
不睡觉法，适合躺下就清醒的人　　126
专注法，适合想象力丰富的人　　127
缓慢数数法，适合希望省劲的人　　128
规则法，适合严于律己的人　　129
限制法，适合在床上过于浪费时间的人　　130
图画意象法，适合"夜猫子"型的人　　131
搞懂"数羊"入眠法的真谛　　132

目录 CONTENTS

第七章 适应环境 享受睡眠 　　133

引起失眠的自然环境有哪些 　　135
干扰睡眠的噪声 　　137
失眠的"花卉疗法" 　　138
失眠患者不宜养哪些花卉 　　140
睡眠朝向影响睡眠质量 　　141
旅游中如何避免失眠 　　142
"出差族"要学会管理睡眠 　　145
睡眠的"好环境"有四个因素 　　148

第八章 特定失眠人群 　　151

婴幼儿 　　153
睡眠也能影响宝宝的长相 　　153
宝宝不爱睡觉的原因 　　157
宝宝对睡眠环境的要求 　　160
帮助宝宝睡眠的好方法 　　161
使宝宝顺利入睡的小秘诀 　　162
有利于宝宝睡眠的食物 　　168
宝宝睡前不宜吃的食物 　　169

青少年 　　170
青少年为什么易失眠 　　170
青少年如何应对失眠 　　171

目录

孕产妇	172
孕妇失眠的5大对策	172
预防产后抑郁失眠	176
有助于孕妇睡眠的食物	178
职场女性	180
职场女性心理压力大，易失眠	180
调整生活方式，缓解失眠	183
职场女性减压、促眠食疗方	184
老年人	187
老年人为何易失眠	187
老年人失眠的应对方法	189
老年人睡眠有12忌	192
老年人常服安眠药危害大	196
老年人失眠食疗粥推荐	198

第九章 细说安眠药　201

何谓镇静催眠药	203
镇静催眠药的分类	204
镇静催眠药的临床应用	206
镇静催眠药的不良反应	208
哪些人不宜服用安眠药	210
如何选择安眠药	213
服用安眠药的注意事项	215

目录 CONTENTS

安全使用安眠药的方法　　　　　　　218
四招避免安眠药的不良反应　　　　　219
非处方安眠药　　　　　　　　　　　222
非处方中成药　　　　　　　　　　　224

附录

睡眠杂谈　　　　　　　　　　　227

打鼾对健康有影响吗　　　　　　　　229
老年人"觉少"是误解　　　　　　　230
打盹儿有益　　　　　　　　　　　　231
午睡要因人而异　　　　　　　　　　232
乘车打瞌睡易生病　　　　　　　　　234
恶补睡眠的习惯要不得　　　　　　　236
治失眠有个特效穴——百会穴　　　239
助眠小偏方　　　　　　　　　　　　240

第一章

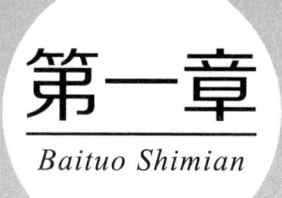

Baituo Shimian

失眠测试

　　3月21日，是世界睡眠日，在这个快节奏的时代，许多人存在睡眠问题，甚至存在严重的睡眠障碍，这不仅影响了身体健康，还影响了日常的生活和心情。您有睡眠问题吗？不妨做做下面的测试。

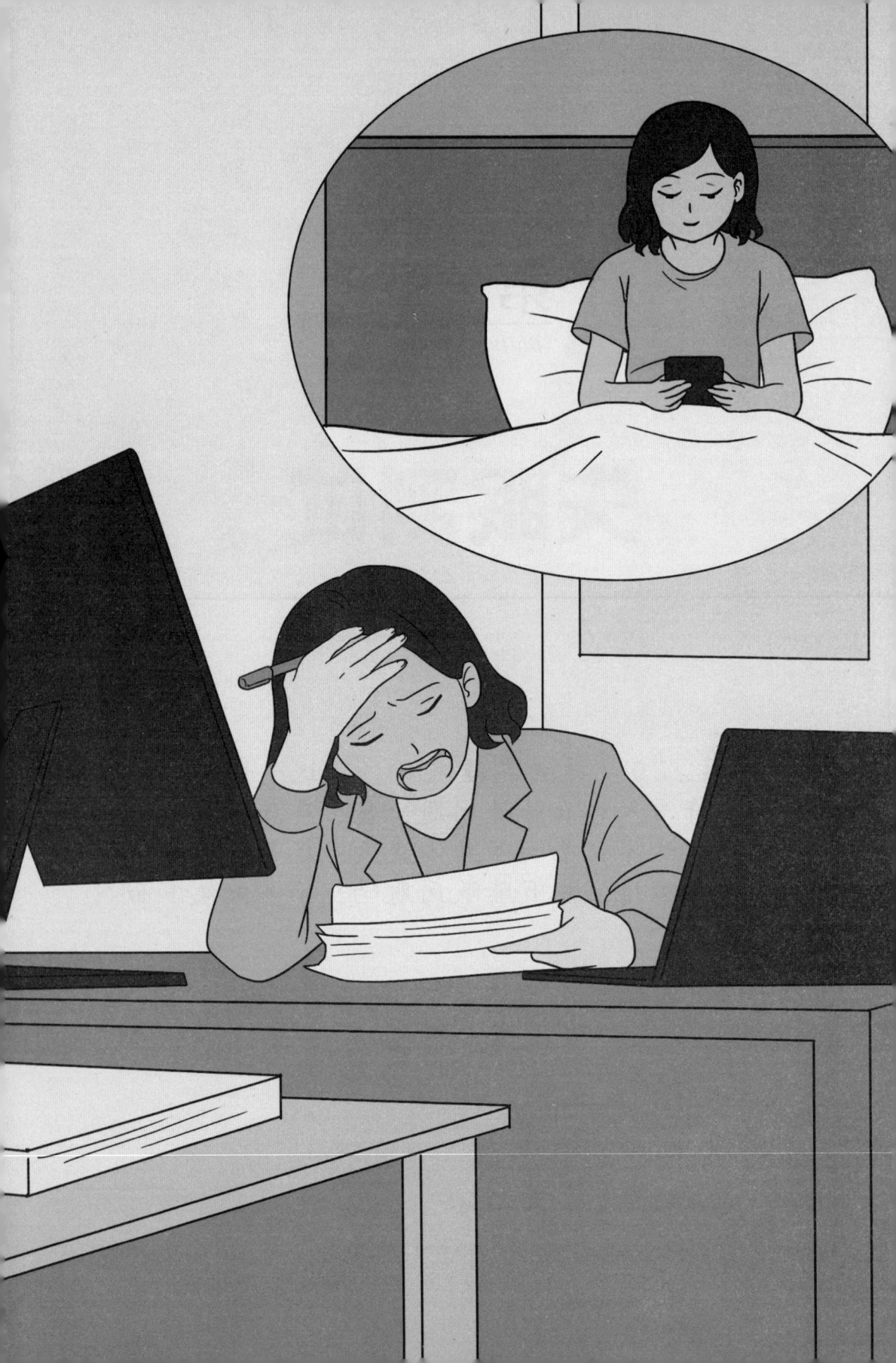

第一章 | 失眠测试

您是否睡眠不足

您是否睡眠不足？请用"是"或者"非"回答。

- ☐ 在规定的时间，我需要闹钟提醒才能起床。
- ☐ 早晨，我需要挣扎才能从床上爬起来。
- ☐ 每周必须服几次安眠药，我才能睡到早晨。
- ☐ 一周下来我觉得很疲倦、不安和紧张。
- ☐ 我精神不集中，记忆力也有问题。
- ☐ 我感到思考缓慢，解决问题迟钝，缺少活力。
- ☐ 看电视时，我经常打瞌睡。
- ☐ 我往往在沉闷的聚会、讲座或者温暖的屋里睡着。
- ☐ 我常在饱餐或者少量饮酒后就睡着了。
- ☐ 我往往在上床后5分钟内就睡着了。
- ☐ 我常在周末早晨需要多睡几个小时。
- ☐ 白天我往往需要打个盹儿。
- ☐ 我的眼圈发黑。

如果回答3个以上"是"，您可能睡眠不足。

睡眠不足会带来许多身心的伤害：思考能力会下降、警觉力与判断力会削弱、免疫内分泌功能会失调等。

充足的睡眠、均衡的饮食和适当的运动在健康生活中缺一不可。以前关于睡眠的研究都集中在睡眠时间的长短对健康的影响,一般人如果2~3天没睡好,他们会在几天内补过来而恢复正常;但如果一个人每天都少睡一个或半个小时,那么长期累积下来的"睡债"对一个人就会有很大影响。

第一章 | 失眠测试

您的睡眠质量怎样

现在的人们因为生活、工作压力大，都有不同程度的睡眠障碍，要么就是久久无法入睡，要么就是经常夜醒，长此以往，身体必然会受到损害，因此提高睡眠质量就成了当务之急。请根据实际情况分别选择"A.经常、B.有时、C.很少、D.从未"四个答案。

☐ 睡眠时间很不规律，不能按时上床睡觉。
☐ 工作或娱乐至深夜。
☐ 躺在床上，脑子里全是白天见过的人和发生的事，难以入睡。
☐ 入睡后稍有动静就能知道。
☐ 整夜做梦，醒来时觉得很累。
☐ 很早就醒来，而且再也睡不着了。
☐ 有点儿不顺心的事就彻夜难眠。
☐ 换个地方就难以入睡。
☐ 一上夜班睡眠就不好。
☐ 使用安眠药才能安然入睡。

您的睡眠质量好吗？

计分——

选中A记5分，B记2分，C记1分，D记0分。

总分在20分以上：您有严重的睡眠障碍。

总分在5~20分：您的睡眠质量比较差。

总分在5分以下（没有A项）：您的睡眠质量很好。

另外，如果您的总分在5分以上（特别是有A项得分），您需要重视您的睡眠状况，想办法改善睡眠质量。

第一章 | 失眠测试

您是否失眠

您是否失眠的判定标准，用"是"或"非"回答。

☐ 到了睡觉时间，自己很想睡觉，但躺在床上超过30分钟仍不能入睡。

☐ 勉强入睡后，容易惊醒或反复憋醒。

☐ 每次醒来时间超过30分钟，每晚醒来2～3次。

☐ 离起床时间还有很长一段时间，就提前醒来，无法再入睡。

☐ 夜夜做噩梦，噩梦的情节如同电视连续剧一样，导致精神状态差。

如果1个及以上的问题回答"是"，说明您有失眠的状况发生，但如果连续两周以上出现这种情况，那么可能是失眠症。

您属于哪种类型的失眠

对应以下9个失眠类型，看看您是哪一种？

☐ 激素导致失眠型

多为更年期女性，表现为入睡难，半夜常醒，醒来后辗转反侧，直到起床，起床后常常精神萎靡。

☐ 晨鸟型

白天忙忙碌碌，晚上天一黑就上床呼呼大睡，但凌晨2点左右会习惯性醒来。原因可能是孩子吵闹、家人鼾声或被大小便憋醒。醒来之后就无法重新入睡，躺在床上，大脑飞快地思考问题，最终放弃睡眠。

☐ 夜猫子型

通常在夜间更兴奋，看电视、看书、上网、做家务，一直熬到凌晨两三点才睡觉。早晨因为要上班，还得正常起床，但起来后会觉得头晕眼花。

☐ 焦虑型

入睡时很顺利，但睡眠中会多次醒来，虽然躺在床上，脑子却转个不停，想东想西，为工作、生活的琐事而焦虑。如果睡眠环境差（室外嘈杂等），或者从事了新的工作，那么失眠会进一步加重。

☐ 赖床型

入睡困难，需要1个小时左右。而一旦入睡，早晨就怎么也不愿起床，经常睡懒觉。

第一章 | 失眠测试

☐ 慢性失眠型

入睡需要1小时或更长时间；睡眠过程中多次醒来，每次清醒持续几分钟到1小时；常说梦话。

☐ 过度刺激型

为了完成工作加班到午夜或凌晨两三点，想倒头大睡时，却发现由于过度兴奋而无法入眠。

☐ 缺觉型

由于工作、生活或学习的缘故，正常情况下睡眠不足5小时，导致经常出现昏昏沉沉、注意力不集中、记忆力减退等问题。

☐ 夜醒型

晚上10点半能正常入睡，但3~4小时后却异常清醒，每晚深睡时间不足4小时，早上起床后头昏眼花。洗热水澡、睡前喝热牛奶，甚至吃安眠药都毫无作用。

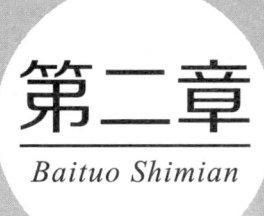

第二章
解读失眠

　　中西医对失眠有不同的认识，治疗方法也不同。中医认为失眠是因为"思虑伤脾，脾血亏损，经年不寐""胃不和则卧不安"。当代医学则把失眠的原因主要分为四类：身体因素、生理因素、精神因素和药物因素。在治疗方法上，西医主要采用安眠药之类的药物疗法，中医主要采用中药、针灸、按摩之类的中医疗法。

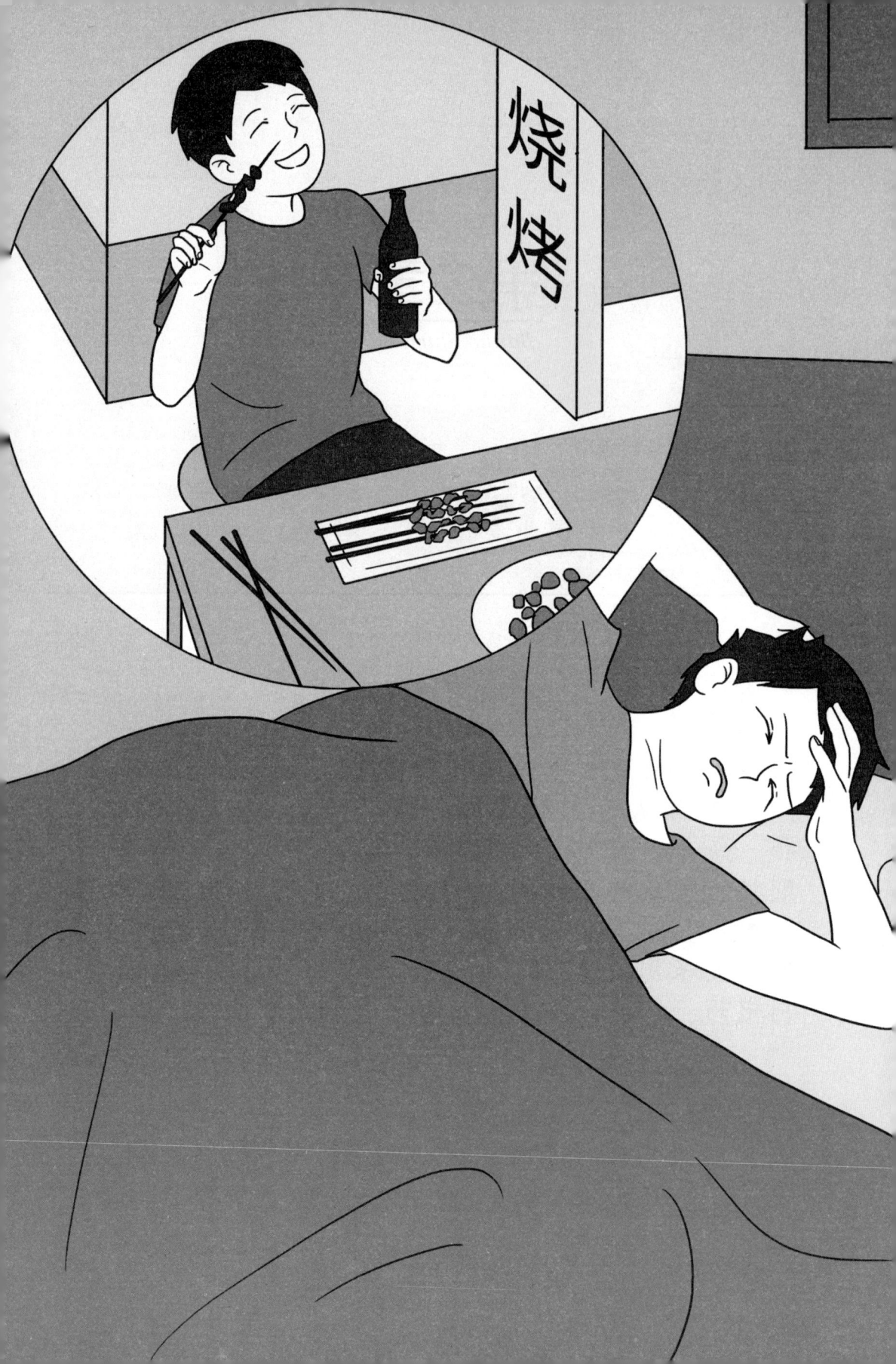

第二章 | 解读失眠

七情内伤读失眠

从七情（喜、怒、忧、思、悲、恐、惊）方面来讲，失眠多是由于暴怒、思虑、忧郁等情志活动，以及内伤、劳倦、饱食、体质、环境及久病等因素影响了心神，使心神失养或者心神被扰引起的。

怒

"百病皆生于气"，怒伤肝，生气极易导致肝气郁滞、气郁不舒，郁而化火，火性炎上，扰动心神；长期肝火旺盛，灼伤肝阴肝血，肝血亏虚，心神失养；血虚生热，扰乱心神，众多机制导致神不守舍则不寐。

思虑

长期事不遂心、思虑过度，而由于思虑伤脾，脾气虚弱，不能运化气血，气血亏虚，不能濡养心神，心神失养导致神不守舍而失眠。

惊恐

因为某种原因受到惊吓，可以影响到心神，进而引起失眠。如果反复受到惊吓，恐则伤肾，导致肾气亏虚，心肾失交，肾水不能制约心火，心神浮越，就会引起失眠。

悲喜

凡事都有度，过度就会适得其反。过喜耗气，心气不足也可影响心神而带来精神问题，古代的范进中举就是一个典型的例子。过度悲伤，悲则伤肺，肺朝百脉，肺气不足，不能将气血输送到心，心神失养，也可以引起失眠。

第二章 | 解读失眠

劳逸失常伤睡眠

劳力过度

劳则气耗，气衰神疲消瘦，阴血暗耗，心神失养，神不守舍。

劳神过度

思虑过度，劳伤心脾，脾不健运，长此以往，正气亏虚，心神失养；伤于心则血暗耗，伤于脾则食少，二者最终导致气血亏虚，不能营养于心，心失所养，则心神不安，夜不能寐。

房劳过度

精、气、神是人生之"三宝"。如果早婚、房事过度则伤肾。中医认为肾藏精，精化气，肾精所化之气为肾气，肾气属阳，肾精属阴。因肾精亏损而致肾气虚、阳虚者，心失温煦，心神失养，阳虚水湿不化，水饮上犯，扰乱神明，导致不寐；因肾精亏损而致肾阴亏虚者，阴虚不能制阳，心火失去肾阴的约束，导致心火上炎，扰乱心神；阴虚生内热，热扰心神，心神不宁，也会引起失眠。

饮食不当损睡眠

饮食不当、饥饱失常或者过食辛辣等，都会损伤胃气。肠胃受伤，宿食停滞，酿为痰热，痰热上扰，胃气不和，以致不得安寐。具体来讲，饮食不当包括：

1.食用辛辣刺激性食物，如辣椒、大蒜等，能够兴奋神经，加重神经衰弱、失眠。

2.过食不易消化的食物，如油炸食品、肥肉、黏米、黏面等，在胃中的存留时间过长，影响睡眠。

3.食用兴奋性食品，如烟、酒、咖啡、茶、可可等。这些物品大多具有双向性作用，短时间内使人兴奋，但很快就可以引起神经系统的抑制，导致失眠，加速神经衰弱的发生。烟草中含有能使人兴奋的尼古丁；酒中含有酒精，可破坏人的正常睡眠周期；茶叶中含有1%~4%的咖啡因，可使神经兴奋；咖啡中的咖啡因含量比茶叶中还多，睡前喝茶或喝咖啡，更易造成失眠。

适宜失眠者的食物有：

经常失眠的人，平时饮食应以清淡滋补为主，如百合、莲子、山药，常可配以粳米、糯米、薏米煮粥等。要保证劳逸合理、节制进食，睡前不要吃得过多。

睡前喝一杯牛奶或者糖水：牛奶中含有一种使人产生疲倦感觉的

第二章 | 解读失眠

物质色氨酸，具有抑制大脑皮层兴奋的作用，临睡前喝一杯热牛奶，有催眠的效果。另外，有些失眠患者由于心情不好，大脑中所含的血清素不足，可饮一杯糖水。果糖在体内可转化成大量血清素，使大脑皮层受到抑制而进入睡眠状态。

传统的食疗对失眠也有很好的改善作用。

适宜失眠者的食物具体包括：

1.主食及豆类的选择：小麦、荞麦等矿物质含量丰富的食物。

2.肉类的选择：鹌鹑、猪心、猪脑、牡蛎肉、黄鱼、青鱼、鲳鱼、鲈鱼、龟肉等卵磷脂、脑磷脂含量丰富的食物。

3.蔬菜的选择：山药、洋葱、黄花菜等钙、镁、磷含量丰富的食物。

4.水果的选择：因过度疲劳而失眠，可吃一些苹果、香蕉、梨等水果，这些水果有抗肌肉疲劳的作用。另外，可选莲子、酸枣、梅子、荔枝、桂圆、桑葚、葡萄、椰子、西瓜等B族维生素含量丰富的食物。

5.其他：注意多食用一些有助于大脑镇静的食物，如每晚可吃一把葵花籽，因葵花籽含亚油酸、多种氨基酸和维生素等，能调节脑细胞正常代谢，起到安眠作用。核桃可用于治疗神经衰弱、健忘、多梦等症。大枣含蛋白质、维生素C、钙、磷、铁等，有补脾安神作用。蜂蜜具有补中益气、安五脏、和百药之效，对失眠的疗效显著。

体质不好扰睡眠

中医特别重视体质因素对疾病的影响。素体胆气不足者，即人们通常所说的天生胆小者，就很容易受外界影响而失眠；素体肾阴不足者，阴虚火旺，也会扰动心神导致失眠；素体正气亏虚者，心脾不足，也会影响心神而导致失眠。

第二章 | 解读失眠

疾病缠身难入眠

慢性疾病缠绵难愈,导致身体虚弱,肾阴耗伤,不能上济于心,致使水火不济、心肾不交而使神志不宁,因而不寐。

总之,阳气入阴而寐,阳气出阴则寤。失眠的病理变化导致阳盛阴衰,阴阳失调,心神扰动,治疗应以补虚泻实、调整阴阳为原则。

不同患者有不同的失眠表现

失眠，通常指患者对睡眠时间和（或）质量不满足并影响白天社会功能的一种主观体验。

不同的患者失眠的表现不同，而同一患者在不同的时间内失眠的表现也不相同。

如果失眠是一个症状，不同患者通常有不同的症状，其主要表现为患者在睡眠的时间、睡眠的连续性、睡眠的质量和入睡困难等方面的异常。如有的患者主要表现为入睡困难，常常要在床上躺30~60分钟才能睡着；也有的患者入睡虽没有困难，但往往存在浅睡易醒或早醒等情况。一般失眠患者不但晚上有睡眠问题，白天也会有相应的症状出现，如早晨或整个白天不够清醒或精力不够充沛，感到疲劳或想睡，注意力不能集中等，从而影响白天的工作或学习。

临床常见的失眠形式有：

睡眠潜伏期延长：入睡时间超过30分钟。

睡眠维持障碍：夜间觉醒次数超过2次或凌晨早醒。

睡眠质量下降：睡眠浅、多梦。

总的睡眠时间缩短：少于6小时。

日间残留效应：第二天早晨感到头昏、精神不振、嗜睡、乏力等。

第二章 | 解读失眠

失眠按病程分为三类

一次性或急性失眠（短暂性失眠），病程小于4周

大部分的人在经历压力、刺激、兴奋、焦虑、生病时，或者到高海拔的地方时，又或者睡眠规律改变时（如时差、轮班的工作等）会有短暂性失眠障碍。这类失眠一般会随着事件的消失或时间的拉长而改善，但是部分人短暂性失眠如果处理不当会导致慢性失眠。

短暂性失眠的主要治疗原则为间歇性使用低剂量镇静安眠药或其他可助眠的药物，并养成良好的睡眠卫生习惯。

短期性或亚急性失眠，病程大于4周、小于6个月

严重或持续性压力，如重大身体疾病或手术，亲朋好友的过世，严重的家庭、工作或人际关系问题等可能导致一些人出现短期性失眠。这种失眠与事件有明显的相关性。

短期性失眠的治疗原则为短期使用低剂量镇静安眠药或其他可助眠的药物，如抗抑郁剂和行为治疗（如肌肉放松法等）。如果短期性失眠处理不当也会导致慢性失眠。

长期或慢性失眠，病程大于6个月

慢性失眠，亦可持续数年之久，有些人面对压力（甚至仅仅为正常压力）时就会失眠，就像有的人容易得慢性胃炎或偏头疼一样，已经形成了一种对压力的习惯性模式。现在临床将慢性失眠分为原发性失眠和继发性失眠，它们统一归为慢性睡眠障碍。

慢性睡眠障碍的基本特征为频繁、持续的睡眠起始或者维持困难，导致患者对睡眠不满意。除存在失眠的主要症状外，还伴随因为睡眠质量不佳导致苦恼和（或）引起家庭、社会、职业、学业或其他重要功能受损。尽管每天晚上有足够的睡眠机会和适宜的睡眠环境，患者仍出现睡眠紊乱及日间症状。慢性睡眠障碍可以单独发生，也可以与其他心理精神疾病、内科疾病或药物应用不当等情况并存。

第二章 | 解读失眠

失眠按严重程度分为三类

轻度失眠：偶发，对生活质量影响小。

中度失眠：每晚发生，中度影响生活质量，伴一定症状，如易怒、焦虑、疲乏等。

重度失眠：每晚发生，严重影响生活质量，临床症状表现突出。

失眠的病因各不同

环境因素：常见的有睡眠环境的突然改变。

个体因素：不良的生活习惯，如睡前饮茶、喝咖啡、吸烟等。

身体因素：广义地说，任何身体的不适均可导致失眠。

精神因素：包括因某个特别事件引起兴奋、忧虑所致的机会性失眠等。

情绪因素：情绪失控可引起心境上的改变，这种改变特别会在情绪不稳时表现出来，它可以是由某些突发事件引起，如特别的喜事或悲伤、生气等都可导致失眠。这种因突发事件引起的失眠只是一种现象，可能是偶然发生的、暂时的；而更严重的失眠则是长期存在睡不好的现象，他们的情绪持续性地处于低落状态，紧张、害怕、担心、怀疑、愤怒、憎恨、抑郁、焦虑等情感不仅白天占据他们的心情，而且就连晚上也仍然欲罢不能。

安眠药或嗜酒的戒断反应。戒断反应是指停止使用药物，减少使用剂量或使用拮抗剂占据受体后所出现的特殊的心理综合征，其机制是由于长期用药后，突然停药引起的适应性反跳，不同药物所致的戒断症状因其药理特性不同而不同，一般表现为与所使用的药物作用相反的症状。例如酒精戒断后出现的兴奋、失眠，甚至癫痫发作等综合征。

第二章 | 解读失眠

失眠的诊断标准

目前对慢性失眠和其他睡眠障碍的诊断主要按国际精神或睡眠障碍诊断标准进行。国际上主要采用的标准有美国精神科协会制定的《精神障碍诊断和统计手册》（第四版）和由美国睡眠障碍协会制定的《国际睡眠障碍分类》。国内目前还没有制定统一的诊断标准。

失眠是一种症状，失眠症是一种疾病

有的人偶尔一次失眠就把自己归结为失眠症，这样是非常不正确的。失眠和失眠症有很多相同点和不同点，那么失眠和失眠症的区别到底在哪里呢？

失眠是一种症状，不单失眠症有失眠这个症状，很多的疾病都会有失眠这个症状。

比如，面临紧张的考试或面试，睡前偶尔饮茶或喝咖啡，遇到令自己非常兴奋的事情或伤心的事情，到异地出差或有时差，身体疼痛等，都会导致睡眠偶尔不好，而一旦特殊情况解除，睡眠也就恢复了正常。这种情况只能算失眠，而不能诊断为失眠症。

失眠症是一种疾病，是一种以失眠为主的睡眠质量不满意状况，其他症状均继发于失眠，包括难以入睡、睡眠不深、易醒、多梦、早醒、醒后不易再睡、醒后不适感、疲乏或白天困倦等。失眠症可引起患者焦虑、抑郁或恐惧心理，并导致精神活动效率下降，妨碍社会功能。（判定标准参看第一章）

失眠症必须排除精神疾病或躯体疾病的原因，如躁狂抑郁症、分裂症、焦虑症、急性应激障碍等精神疾病，睡眠呼吸暂停综合征、不安腿综合征、甲亢、哮喘、心功能不全、尿毒症，等等。

一些患者即使每天的睡眠时间"正常"，也有可能患失眠症。

总而言之，失眠是许多疾病的一个症状而已，而失眠症是与心理

第二章 | 解读失眠

因素有关的生理障碍，是一种与心理卫生相关的疾病。

偶尔失眠一般不需治疗，如长期失眠应到医院的失眠科去诊治，不要耽误病情。长此以往有可能会延误或漏诊精神疾病，以致错过精神疾病的最佳治疗时机，对心理的健康产生严重影响。

失眠与神经衰弱有何关系

在日常生活中，失眠与神经衰弱密切相关，主要体现在以下几个方面。

1.失眠属于神经功能性疾病，神经衰弱也是由精神因素引起的一种神经功能性疾病，主要症状表现：容易激动，对声、光、冷、热等刺激极为敏感，并经常伴有头晕、心悸、厌食、性功能异常、失眠、多梦、无精打采、思维迟钝、记忆力减退等。

2.神经衰弱患者在各种刺激因素的影响下，可出现神经过度紧张，使神经细胞活性下降、大脑皮质衰弱、皮质下功能调节出现障碍，最后导致自主神经功能紊乱。神经衰弱患者最早出现的症状和最典型的症状就是失眠，主要症状表现：睡不着、浅睡、早醒、醒后不易再睡、多梦、白天感觉疲劳、头晕、头疼、过敏等。

3.有失眠症状的人不一定是神经衰弱患者，但绝大多数神经衰弱患者都有失眠症状。

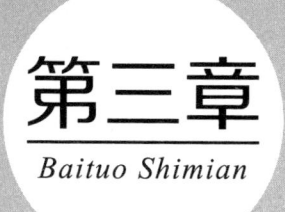

第三章
Baituo Shimian

睡得好身体才好

作家张小娴在她的散文中说过:"睡眠跟恋爱相似,是一种温暖而散漫的行为。睡眠能补充体力,好的恋爱也能补充体力,令人精神饱满。午睡是最幸福的一种习惯,像初恋和热恋;晚上的睡眠,像一段稳定的感情,抚慰心灵;失眠和失恋一样,觉得每一天晚上都很难过,长夜漫漫,何时才等到天亮?"此话极形象,但事实上,睡眠比恋爱更重要。人不吃饭,能活20天;人不喝水,能活7天;人不睡觉,只能活5天。

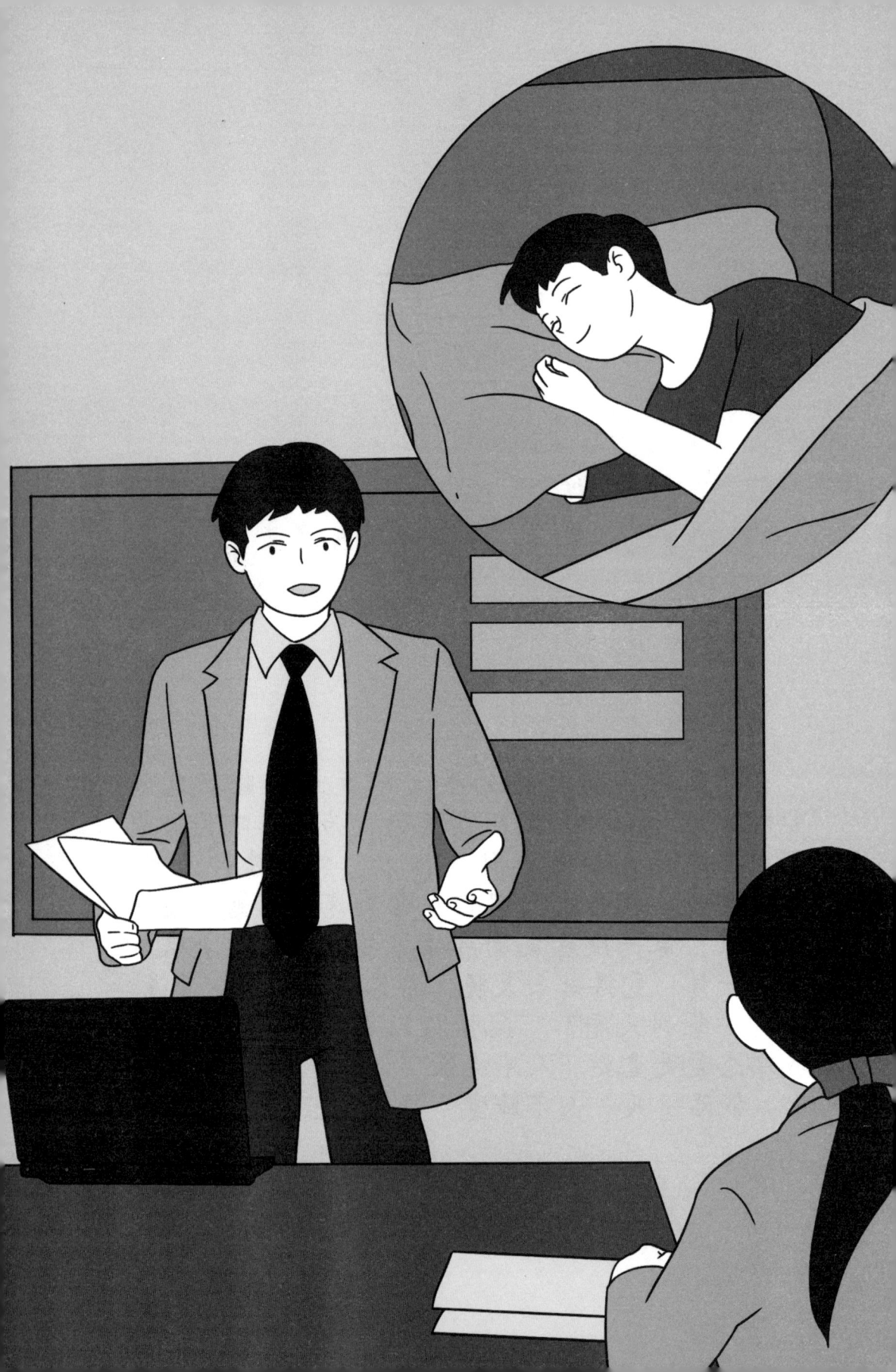

第三章 | 睡得好身体才好

提高睡眠质量是当务之急

当代社会，节奏紧张，越来越多的人受睡眠不佳的困扰，提高睡眠质量已成当务之急。睡眠具有十分重要的功能，概括起来大体上有以下七个方面。

消除疲劳，恢复体力

睡眠是消除身体疲劳的主要方式。因在睡眠期间胃肠道功能及其有关脏器会合成能量物质，以供活动时用。另外，睡眠期间由于体温、心率、血压均下降，呼吸及部分内分泌活动减少，基础代谢率降低，从而使体力得以恢复。

保护大脑，恢复精力

睡眠不足者，表现为烦躁、激动或精神萎靡，注意力涣散，记忆力减退等；长期睡眠不足者则会出现幻觉。而睡眠充足者，表现为精力充沛，思维敏捷，办事效率高。这是由于大脑在睡眠状态下耗氧量大大减少，有利于脑细胞的能量储存。因此，睡眠有利于保护大脑，恢复精力。

增强免疫力，康复机体

在正常情况下，人体能对侵入的各种抗原物质产生抗体，并通过免疫反应而将其清除，保护人体健康。睡眠能增强机体产生抗体的能力，从而增强机体的抵抗力；同时，睡眠还可以使各组织器官自我康复加快。当代医学中常把睡眠作为一种治疗其他疾病的手段，用来帮助患者度过最痛苦的时期，以利于疾病的康复。

促进生长发育

睡眠与儿童生长发育密切相关，婴幼儿在出生后相当长的时间内，大脑继续发育，这个过程离不开睡眠；且在睡眠状态下儿童的生长速度会增快，因为睡眠期间生长激素可以连续数小时维持在较高水平。所以应保证儿童充足的睡眠，以促进其生长发育。

延缓衰老，促进长寿

近年来，许多调查研究资料均表明，健康长寿的老年人都有良好而正常的睡眠。人的生命好似一个燃烧的火焰，而有规律燃烧则生命持久；若忽高忽低燃烧则使生命缩短，使人早夭。睡眠时间恰似火焰最小燃烧的程度，因此能延缓衰老，促进长寿。

第三章 | 睡得好身体才好

促进人的心理健康

睡眠对于促进人的心理健康与维护人的正常心理活动是很重要的。因为短时间的睡眠不佳，就会使人出现注意力涣散；而长时间的睡眠不佳则可造成不合理的思考等异常情况。

有益于皮肤健康

在睡眠过程中，皮肤毛细血管循环加快，其分泌和清除过程加强，促进了皮肤的再生，所以睡眠有益于皮肤健康。

不管睡眠不佳的原因是什么，结果都一样：白天昏昏欲睡，思路不清晰，不能明确表达自己的意思，精神无法集中，动作无法协调……过去人们认为这种影响只是暂时的，好好睡上一觉后就会恢复正常，但越来越多的证据表明，睡眠不佳的影响会累加起来，最终会严重危害人体健康。因此为了健康必须保持适当高质量的睡眠。

"深度睡眠"是健康的标志之一

在深度睡眠中，人的大脑皮层细胞处于充分休息状态，对稳定情绪、平衡心态、恢复精力极为重要。同时，人体内可以产生许多抗体，增强抗病能力。研究表明，刚开始入睡的3小时十分重要，因为在这段时间内，深度睡眠占了差不多90%。

深度睡眠一般出现在进入睡眠半个小时后。

联合国卫生组织还确定："睡得香"——深度睡眠，是健康的重要客观标志之一。

多项研究资料表明，深度睡眠可显著提高人体的自然免疫功能，促进多种重要内分泌激素的分泌，因此对确保人体健康十分重要，也是老年人长寿的重要基础。当代科学借助脑电、眼电和肌电等综合客观指标，可测试睡眠的深度。值得注意的是：即使每昼夜睡眠8小时左右的健康成年人，平均深度睡眠的时间也达不到15%，如何延长深度睡眠时间，已成为医学界关注的研究课题之一。

第三章 | 睡得好身体才好

不同人睡眠时间的长短不同

睡眠时间，顾名思义就是指入睡到睡醒的时间段。可分为间断睡眠和连续睡眠。一般生活中所指的睡眠时间是指一天内总的睡眠时间，即所有处于睡眠状态的时间的总和。

每个人所需的睡眠时间各不相同，有的人只要几个小时就能保持白天精力充沛，但有的人不睡满10小时就打不起精神。专家说，多数人需要睡7~9小时，如果睡眠少于6~7小时，疾病发生的风险就会增加。

不同人群正常睡眠时间

新生儿	20~22小时
2个月婴儿	18~20小时
1岁	15小时
2岁	14小时
3~4岁	13小时
5~7岁	10小时
8~12岁	10小时
13~18岁	9小时
成年人	7~8小时（不宜少于6小时）
60~70岁	9小时
70~90岁	10小时
90岁以上	不宜少于10小时

不同人的正常睡眠时间

1.正常人睡眠时间为6~8小时（老年人、孩子是10小时，婴儿更长）。

2.美容觉的时间为晚上10点~第二天凌晨2点。

3.长时间熬夜，就算睡足8小时，几年下来也会导致内分泌失调、生物钟紊乱。

035

4.儿童最好在晚上8:30之前睡觉,这样更有利于其长身体。

5.青少年应该在晚上10点左右睡觉。

6.老年人在晚上9~10点睡觉比较好。

第三章 | 睡得好身体才好

睡眠时间不宜过长

睡眠时间过长与睡眠时间不足一样，都可导致神疲、体倦、代谢率降低。睡的时间过长后，心脏的跳动便会减慢，新陈代谢率也会降得很低，导致肌肉组织松弛下来，久而久之，人就会变得懒惰、软弱无力，还会变得烦躁，甚至智力也会随之下降。因此，人的睡眠时间不宜过长，成年人昼夜睡7～8小时也就足够了，如果想用增加睡眠时间来获得健康，那将会适得其反，使疾病增加，寿命缩短。

补眠时间多长合适

如果由于工作或其他事情耽误了睡眠时间，视耽误的时间可以适当弥补一些，一般总的弥补量不宜超过两小时。起床后做些平常的活动，便能使人精力充沛，一切恢复正常。过多地弥补非但无益，反而会使人的精神更加恍惚，甚至还会出现头昏脑涨等类似问题。这是由于全身过长时间处于大脑松弛和各器官抑制状态，对身体的血液循环及器官造成缺氧或营养不足而导致的。

第三章 | 睡得好身体才好

可怕的睡眠障碍

睡眠障碍是睡眠时间不正常以及睡眠中出现异常行为的表现，也是睡眠和觉醒正常节律性交替紊乱的表现。可由多种因素引起，常与躯体疾病有关。根据调查显示，很多人存在睡眠方面的障碍或者和睡眠相关的疾病，成年人出现睡眠障碍的比例高达30%。

睡眠是维持人体生命极其重要的生理功能，与人的健康息息相关，长期失眠会导致大脑功能紊乱，对身体造成多种危害，严重影响身心健康。如睡眠障碍往往导致人体免疫力低下、精神烦躁，同时还容易引发高血压、神经衰弱、心脑血管以及心理疾患等，甚至造成猝死。睡眠障碍还造成了相当一部分人群处于"亚健康"状态。

另外，睡眠障碍给人们日常工作、生活带来的威胁也是十分可怕的。据统计，30%～50%的意外事故由瞌睡引起。20世纪90年代，美国睡眠障碍研究所的一项调查表明，在美国，一年因睡眠障碍造成的经济损失达430亿～560亿美元。据两位美国学者对7000人为期5年半的研究表明，在影响人寿命的7种因素中，睡眠是重要的一项。

正因为睡眠障碍的巨大隐患，世界各国都越来越重视以各种方式解决睡眠问题。1988年，世界联合睡眠学会成立，睡眠研究几乎是空白的亚洲，也在1994年成立了亚洲睡眠研究会，并每三年举行一次"亚洲睡眠大会"。

失眠心理面面观

害怕失眠心理

许多失眠患者有"失眠期特性焦虑",晚上一上床就担心睡不着,或是想尽方法让自己快快入睡,结果却适得其反。

人的大脑皮层的高级神经活动有兴奋与抑制两个过程。白天脑细胞处于兴奋状态;工作一天后,到了晚上就需要休整,进入抑制状态而睡眠,待休整一夜后,又自然转为清醒。大脑皮层的兴奋与抑制相互协调,交替形成周而复始的睡眠节律。"怕失眠,想入睡"的思想本身是脑细胞的兴奋过程,因此,越怕失眠,越想入睡,脑细胞就越兴奋,故而更不易睡着。

怕梦有害心理

不少自称失眠的人不能正确看待梦,认为梦是睡眠不佳的表现,对人体有害,甚至有人误认为多梦就是失眠。这些错误观念往往会使人焦虑,担心入睡后会再做梦,这种"警戒"心理,往往会影响睡眠质量。

其实,科学已证明,每个人都会做梦,做梦不仅是一种正常的心

第三章 | 睡得好身体才好

理现象，而且是大脑的一种工作方式，在梦中重演白天的经历，有助于记忆，并把无用的信息清理掉。梦本身对人体并无害处，有害的是认为"做梦有害"的心理使自己产生了心理负担。

内疚自责心理

有的人因为一次过失后，感到内疚自责，在脑子里重演过失事件，并懊悔自己当初没有妥善处理。白天由于事情多，自责懊悔情绪稍轻，到夜晚则"徘徊"在自责、懊悔的幻想与兴奋中，久久难眠。

期待兴奋心理

有的人期待某人或做某事而担心睡过头误事，因而常出现早醒。比如一位"三班倒"的网站管理员，由于上大夜班（夜里12点上班），常于晚7点睡觉，因害怕迟到，睡得不踏实，常常只能睡上1~2小时，就被惊醒，久而久之便成了早醒患者。也有的人在晋升、职称评定等结果快要公布前，往往处于期待兴奋状态，难以入睡。

再现创伤心理

有的人由于童年时受到丧失父母、恐吓、重罚等创伤而感到害怕，出现了怕黑夜不能入睡的现象。随着年龄增长逐渐好转，但成年后，由于受到某种类似儿童时期的创伤性刺激，就会使被压抑在潜意识的童年创伤性心理反应再现，重演童年时期的创伤而导致失眠现象。

手足无措心理

有的人受到突发事件刺激后，不能做出正确的反应，手足无措，不知如何是好，以至于晚上睡觉时也瞻前顾后，左思右想，始终处于进退维谷、举棋不定的焦急状态，而导致失眠现象。

长时间的失眠对人们的生活有或多或少的影响，因此，人们应该及时调整自己的心态，防止失眠的持续发生。

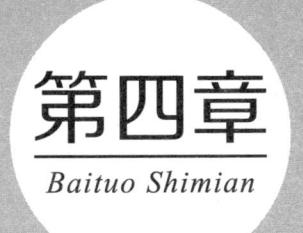

第四章
Baituo Shimian

身体病了，觉也没了

　　身体的各种疾病、不适，往往会影响睡眠，甚至造成失眠。失眠病灶主要在心，但涉及肝、脾（胃）、肾三脏。只有机体诸脏腑功能运行协调且正常，人体阴阳之气的运行也正常，人的睡眠才能正常，反之，就会出现睡眠障碍——失眠。

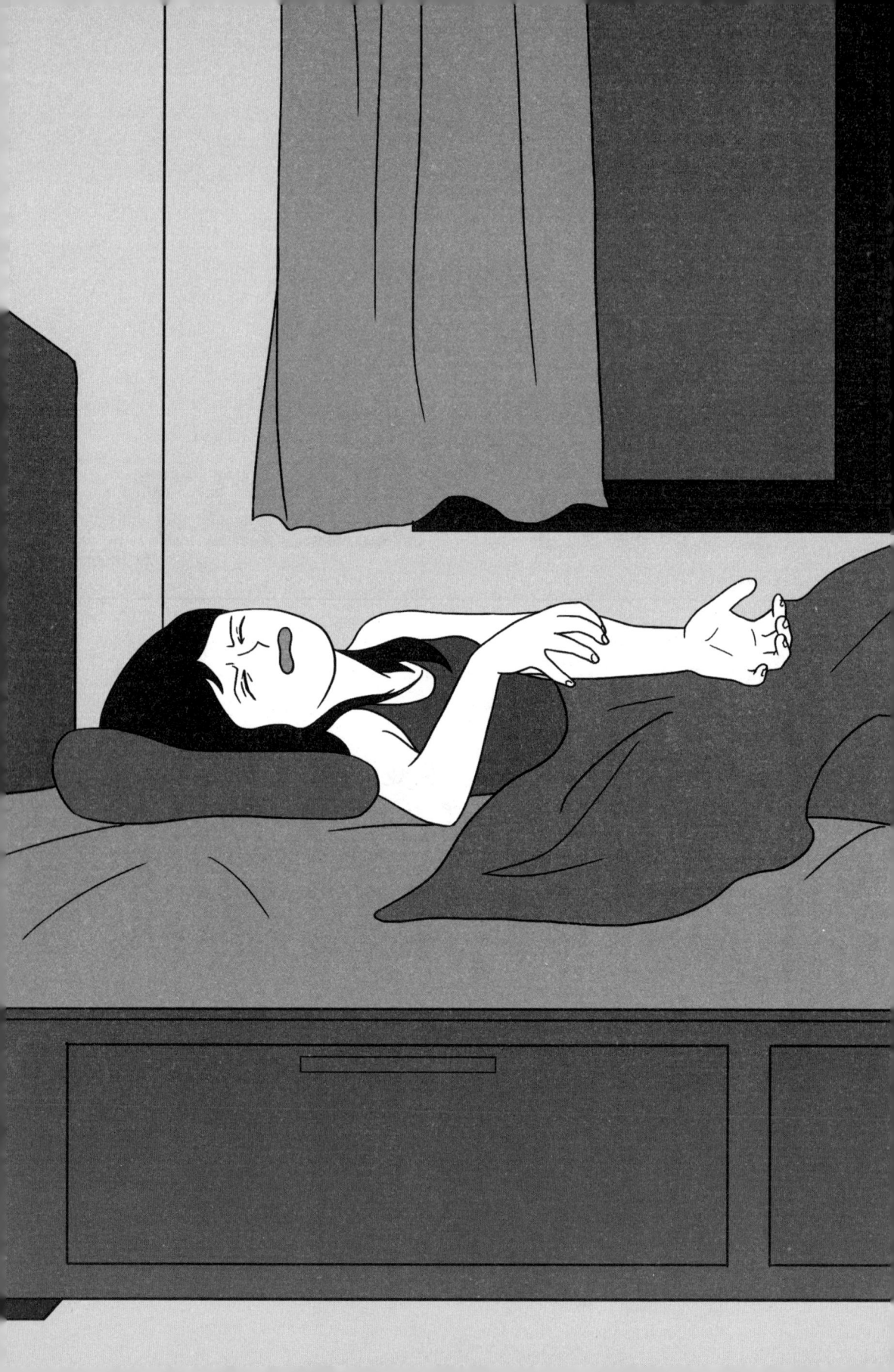

第四章 | 身体病了，觉也没了

哪些疾病易引起失眠

睡眠是人的身、心和人体阴、阳之气的协调，任何一方出问题，都可能影响睡眠。如中枢神经系统疾病可以影响脑功能，造成失眠；呼吸系统、消化系统疾病造成的疼痛、咳嗽、心悸、气短等症状，也会干扰睡眠，造成失眠；泌尿系统疾病的患者由于晚上多次如厕，结果频繁起床，自然也会影响睡眠。还有循环系统疾病、过敏性疾病、内分泌系统疾病等，给身体造成的不适也会对睡眠产生影响。

影响睡眠的疾病具体包括以下几大类。

中枢神经系统疾病：脑外伤、脑梗死、帕金森病、阿尔茨海默病、偏头痛等。

呼吸系统疾病：支气管炎、哮喘、咳嗽、肺炎、慢性阻塞性肺病、睡眠呼吸暂停综合征。

消化系统疾病：肠胃炎、胃痛、腹泻、恶心呕吐。

泌尿系统疾病：慢性肾病、尿频。

循环系统疾病：心绞痛、高血压、低血压、心悸胸闷。

过敏性疾病：皮肤瘙痒、鼻阻塞。

内分泌系统疾病：甲状腺功能亢进、更年期综合征。

其他系统疾病：关节炎、骨骼疼痛、肌肉酸痛、颈椎病。

对于疾病引起的失眠，最好的治疗方法就是对症下药，先治好病，失眠症状自然就迎刃而解了。

调养五脏，缓解失眠

通过不同表现，可以将失眠归因于五脏，对症治疗，能有效缓解失眠痛苦。

太烦躁而时睡时醒多因肝

若您的症状为时睡时醒、精神欠佳、乏力面白、眼干、舌淡等，就属于肝血亏虚，虚烦失眠，可选用酸枣仁汤缓解。

通过食疗也可以有效预防失眠。比如自觉压力大时，可多吃点儿绿色及口感带酸的水果，如柠檬、猕猴桃、梅子等。肝火旺时容易口渴，需要喝充足的水。玫瑰花茶、薰衣草茶，再加入些有安神作用的酸枣仁一起喝，效果很好。

睡着易做梦，睡醒不解乏多因心

经常熬夜加班，会一点一滴耗损体内的"阴气"，变成"阴虚"体质，就算精疲力竭，上了床也睡不着，要不就是脑袋里连番出现各种梦境，觉得没法好好休息。时间久了更会发现，记忆力也在不断下降，同时伴有心悸、面白、头晕等症状。此种情况必须"滋心阴、养心神"。

第四章 | 身体病了，觉也没了

建议选择桂圆和适量的大枣、莲子及糯米一同煮成粥，早上食用；或用6颗桂圆肉、10克莲子及芡实，加500毫升水煮成茶，每天早、晚温热喝一次，能养心安神。但感冒时或有口干舌燥等上火症状的人，不宜吃桂圆。

体弱者失眠多因肾

年老体弱、久病不愈、劳累过度，或先天体质不足都容易导致人出现睡不安、时睡时醒、腰酸腿软、潮热盗汗等表现，这多是肾阴虚、心火旺所致，应滋阴补肾。食疗可选用山药、枸杞、粳米一同煮粥，能安神助眠。

腹胀胸闷而难眠多因脾胃

"胃不和则卧不安"，肠胃不好，造成胃气失和、消化不良、腹胀不适，就很难一夜好眠。此时需要消食导滞，佐以安神。

此类失眠主要以预防为主。晚餐掌握"77"原则，即尽量晚上7点以前（或睡前3小时）进食，7分饱，菜品清淡。要少吃豆类、青椒等胀气食物，以及辣椒、大蒜及生洋葱等刺激胃的辛辣食物。用餐之后稍微走一走再睡觉。

病中或病刚好时不能安睡，需清肺火

感受外邪后，人体正气虚弱，易心烦，夜间辗转反侧不能安睡，这多因肺热所致，还会伴有口干身热、小便短赤等表现。可多吃胡萝卜、木耳、蜂蜜、梨、枇杷等，尤其是枇杷效果较好。

当然，不管哪种失眠，下午适当运动，晚上用温水泡脚，并按摩脚底涌泉穴都会有预防之效。

第四章 | 身体病了，觉也没了

肝郁化火型失眠者的药膳

推荐妙方一：竹笋槐花汤

材料：鲜竹笋50～100克，夏枯草20克，槐花15克。

做法：煎水服食，或用鲜竹笋适量，捣碎后取汁饮服。

功效：竹笋甘寒性凉，能清热生津。夏枯草清泻肝火、清利头目。槐花性凉苦降，泻肝经热，临床常用于治疗高血压。三者合用，共奏清肝泻火之效，适用于肝火旺盛的失眠。

推荐妙方二：菊苗粥

材料：菊苗20克，大米60克。

做法：将菊苗洗净，切碎，加盐少许，与大米兑水同煮为粥。每日1次。

功效：菊苗辛甘微寒，清肝明目，平肝息风，适用于伴有心烦、头痛、眩晕的失眠。

推荐妙方三：菊苗茼蒿汤

材料：菊苗、鲜茼蒿各100克。

做法：洗净，切碎，加水煎服，当日分2次服完。

功效：鲜茼蒿辛甘平，入肝肺经，能祛热，配菊苗共奏清肝泻火之效，适用于烦热失眠、头昏脑涨等症。

第四章 | 身体病了，觉也没了

心脾两虚型失眠者的药膳

推荐妙方一：桂圆莲子粥

材料：桂圆10颗，莲子15克，糯米30克。

做法：加水煮粥，长期服用。

功效：莲子能养心安神、补脾益肾，与桂圆合用，共奏养心益脾之效。适用于心脾两虚之心悸失眠。

推荐妙方二：参归芪粟米粥

材料：党参、黄芪各15克，当归、酸枣仁、甘草、丹参各10克，粟米100克，桂圆肉20克，大枣5颗，冰糖适量。

做法：先将党参等6味中药水煎2次，每次用水600毫升，煎半小时，然后将两次所煎之水混合，去渣留汁于砂锅中；再将桂圆肉洗净、大枣去核，与粟米一起放入锅中，用小火慢熬成粥，下冰糖，熬溶。分2次，早、晚趁温空腹服，每周服2～3剂。

功效：补气、安神，用来改善身体出现的气虚症状，比如神疲乏力、动则气喘、脾胃消化不良等。

胃失和降型失眠者的药膳

胃主降，如果因外邪侵袭、饮食不节等导致胃气壅滞，临床表现为胃脘胀满、疼痛、嗳气、排便不畅等。

推荐妙方一：鲜藕梨汁

材料：鲜嫩白藕1节，梨1个。

做法：取鲜嫩白藕1节，洗净，去藕节及外皮，切碎。梨去皮、核，切碎，分别用洁净纱布绞取汁液，两汁合并后即可服用。

功效：适用于痰热内扰型。藕甘寒，入心脾胃经，能清热健脾。《日用本草》谓其"清热除烦"。梨甘微酸凉，入肺胃经，能生津润燥、清热化痰。二者合用，清热化痰，除烦安神。经常饮用本品，可改善热症失眠者的睡眠状况，对上焦痰热所致的心烦口渴、咳嗽咳痰、夜不能寐者效果尤为显著。

推荐妙方二：柿叶山楂核茶

材料：柿叶、山楂核各30克。

做法：将柿叶切碎，山楂核捣碎，一同放入保温杯中，冲入沸水，加盖焖30分钟，代茶饮用。每日1剂。

第四章 | 身体病了，觉也没了

功效：适用于饮食阻滞型。山楂核酸甘微温，促进食物消化，消积食。柿叶理气。二者共奏清热除烦，顺气化滞之功效。用于治疗食滞、气机不畅型失眠。

推荐妙方三：山楂红枣茶

材料：山楂30克，大枣7颗，白砂糖15克。

做法：将山楂、大枣洗净，去核，一同放入砂锅内，水煎，加入白砂糖，代茶饮用。每日1剂。

功效：大枣养血安神，与山楂合用，二者共奏养血安神、破瘀化滞之功效。用于治疗血虚食滞型失眠。

第五章
Baituo Shimian

心不静，觉不宁

　　从临床来看，由生理、疾病、药物及饮食因素所致的失眠患者人数远远少于由心理因素所致的人数，心理因素造成的失眠患者约占慢性失眠症患者的一半，所以在众多造成失眠的因素中，心理因素最重要。反过来，失眠又直接影响人的心理健康，长期恶性循环，会导致失眠症越来越严重。

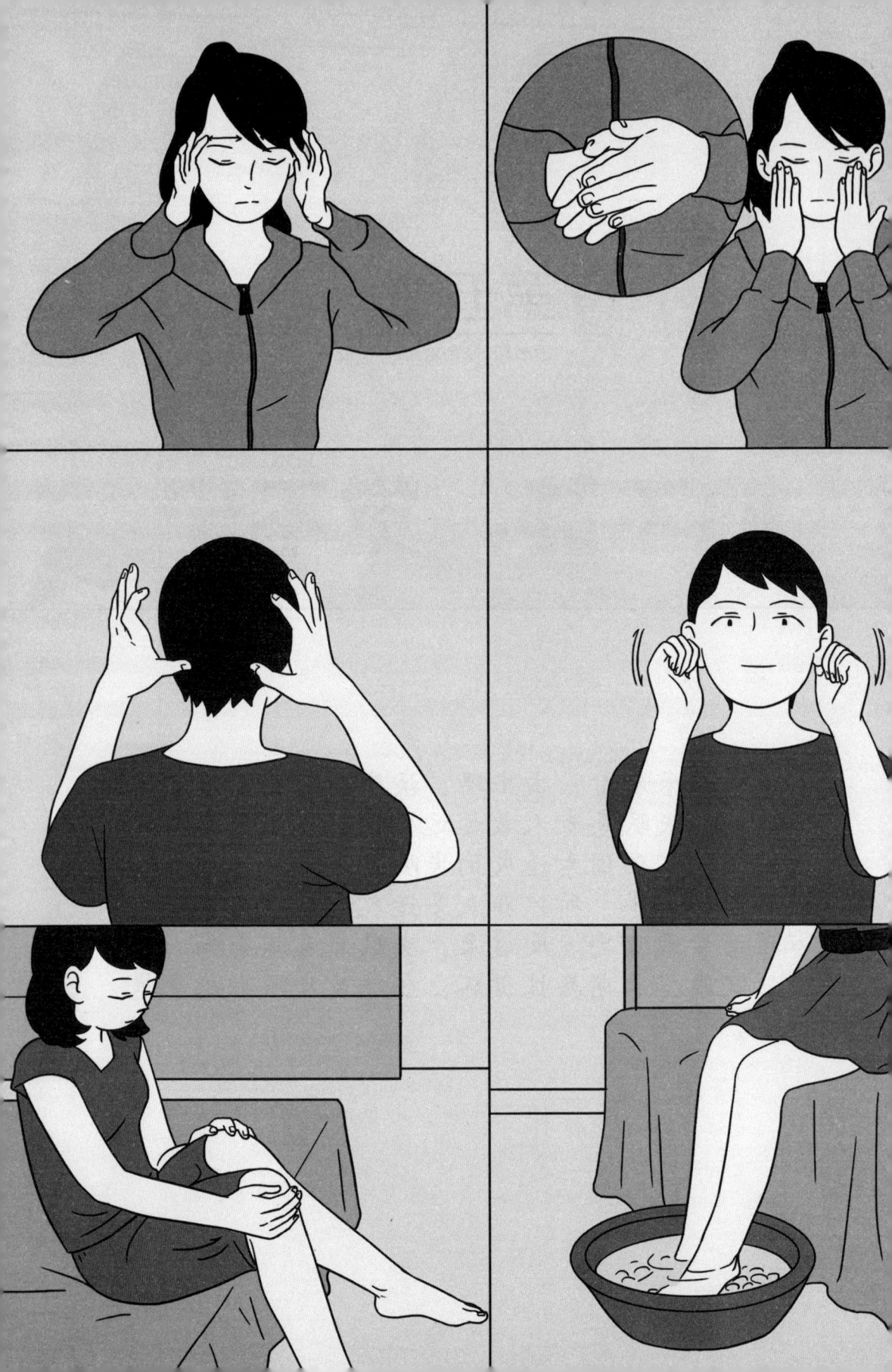

第五章 | 心不静，觉不宁

哪些心理因素易导致失眠

心理因素如焦虑、烦躁不安或情绪低落、心情不愉快等，都是引起失眠的重要原因。生活的打击、工作与学习的压力、未遂的心愿及社会环境的变化等，都会使人产生心理反应和生理反应，导致神经系统的功能异常，造成大脑的功能障碍，从而导致失眠。

另外，有一些人对睡眠的期望过高，认为睡得好，身体就百病不侵；睡得不好，身体上易出各种毛病。这种对睡眠的过分迷信，更增加了睡眠的压力，容易造成失眠。

综上所述，常见的容易导致失眠的心理因素主要有以下5种。

1.**突发刺激**：是指人受到突发事件的刺激后，不能做出正确的反应，感到手足无措，晚上睡觉时因左思右想而难以入睡。

2.**心理创伤**：有的人曾经受到某种和黑暗有关的心理创伤，会出现怕黑、夜晚难以入睡的症状，尤其是再次受到类似刺激后，症状会更加明显。

3.**兴奋**：是指因为某人或某事使大脑进入兴奋状态，相应器官或身体其他部位的活动性增加，因此出现迟迟难以入睡或入睡后早醒的现象。

4.**怕失眠**：主要表现是晚上一上床就担心睡不着，或者尽量让自己尽快入睡，使本应处在抑制状态的脑细胞因思考而处于兴奋状态，结果往往适得其反。

5.怕做梦：不少失眠患者不能正确看待做梦，认为做梦是睡眠不好的表现，对身体有害，有的人甚至认为多梦就是失眠，这种错误观念往往使人焦虑，从而导致失眠。

第五章 心不静，觉不宁

精神疾病常伴随失眠症状

精神方面的疾病是导致失眠的重要原因，许多精神疾病往往都伴随着失眠的症状。常见的导致失眠的精神疾病主要有以下8种。

1. 精神分裂症：精神分裂症是一种主要以感知、思维、情感、行为等多方面的障碍和精神活动的不协调为表现的精神疾病。临床症状复杂多样，常见的有幻听、自制力缺乏、妄想、敏感多疑、思维异化等。

2. 情感性精神障碍：情感性精神障碍又称心境障碍，是以心境或情感显著而持久的改变——高扬或低落为主要特征的一种疾病，伴有相应认识和行为的改变，有反复发作的倾向，间歇期精神状态基本正常。情感障碍的基本症状是心境改变，通常表现为抑郁发作和躁狂发作两种完全相反的临床状态。病情重者可出现幻觉、妄想等精神病性症状。常反复发作，多数可缓解，少数残留症状或转为慢性。

3. 反应性精神病：反应性精神病是在强烈应激事件作用下急剧出现的精神障碍，症状多反映应激事件，伴有相应的情感体验，是愈后较好的一种精神疾病。这些事件有个人损失、居丧、凌辱、自然灾害等。这种精神疾病大多是短暂的，常随诱发因素的消退而缓解。

4. 神经衰弱：神经衰弱属于心理疾病的一种，是一类精神容易兴奋，脑力容易疲乏，情绪容易烦恼并伴随心理、生理症状的神经症性障碍。日常的工作、生活中，一般的活动如读书、看报、看电视等，往往可作为一种娱乐、放松活动，但此时本病患者非但不能放松神经、消除疲劳，反而精神特别兴奋，不由自主地会浮想联翩，往事一幕幕展现在眼前，眼睛虽然在看电视，但脑子也在"过电影"。尤其是睡觉之前本应该静心准备入睡，而患者会不由自主地回忆、联想往事，导致神经兴奋无法入睡，深为苦恼。还有的患者对周围的声音、光线特别敏感，对其强弱的变化"斤斤计较"，进而引起苦恼而失眠。

5.抑郁性神经症：抑郁性神经症又称神经症性抑郁，是由社会心理因素引起的一种以持久的心境低落状态为特征的神经症，常伴有焦虑、躯体不适感和睡眠障碍。此病在外表上不一定有明显的异常表现，也无抑郁症那样悲痛欲绝、消极忧愁的症状。多数患者不经细致检查，无法看出有什么问题，但是绝大多数患者有持久性情绪低落和不愉快的内心体验。

6.抑郁症：以情感低落，思维迟缓以及言语动作减少、迟缓为典型症状。主要表现为情绪低落、悲观，兴趣减低，缺乏主动性，自责自罪，饮食、睡眠差，担心自己患有各种疾病，感到全身多处不适，严重者可出现自杀的念头和行为。

7.焦虑性神经症：简称焦虑症，是以反复并持续的伴有焦虑、恐惧、担忧、不安等症状和自主神经紊乱及运动性不安的一种精神症障碍。焦虑性神经症发作初期有胸前紧压感，常伴四肢麻木、发冷，可有抽搐。主要症状是，患者充满了过度的、长久的、模糊的焦虑和担心，这些担心和焦虑却没有一个明确的原因。

8.偏执性精神障碍：偏执性精神障碍是一种以系统妄想（妄想的

第五章 | 心不静，觉不宁

内容连贯、结构紧凑称为系统妄想）为主要症状而病因未明的精神病。病初与现实接触能力保持良好，往往不易被人发现，多误为性格固执。病情明显时常有相应情绪与行为表现，主要表现为固定、持续、较系统的妄想，常见妄想为被害、忌妒、夸大、疑病等形式。妄想多接近现实、坚信不疑、不能被说服，一般不泛化。常伴有反复控告、跟踪、伤人、逃走、自伤或自杀等违法行为。

突然失眠如何应对

无论是单身居住,还是夫妻同床,或者是住在集体宿舍里,如果躺在床上很久不能入睡,难免会产生焦虑的情绪。而一旦出现这种情绪,绝对不能过于着急,因为人越着急,精神就越紧张,入睡也就越困难。以下几个可以缓解失眠状况的方法,不妨一试。

放下包袱

尽管家人和医生可以开导患者,但重要的还是患者自身要想方设法放下"身患重病"的思想包袱。应采取不同的方法,全面、透彻地了解自身的病情、病因,从而消除顾虑和不良情绪,做到积极自信,有助于治疗失眠症。

心情愉快

中医认为,"神宁则守""静者寿,躁者夭",意思是说心情平静是长寿的前提,而忧虑、沮丧、暴躁、紧张等情绪则是健康的大敌,对健康有极大的负面影响。这些不良情绪首先能消耗心神,进而使得脏腑气机失调、神机不运,以致生机不固。因此,保持心情愉快是治疗失眠症的良方。

第五章 | 心不静，觉不宁

不要恐惧

很多患者会担心自己每晚的睡眠时间过少，从而影响了总体的睡眠时间，并由此认为这是一种损失。其实，这种担心是没有必要的，因为人在处理重要的事情时，即便每天少睡几小时，多数人也会感到精力充沛，由此可见人体有很大的潜能来应对睡眠不良。所以，不要由于短时间内的睡眠不佳而影响心态，否则只会适得其反，加重失眠症状。

以上几种心理调节方法，对于改善睡眠、消除失眠有一定的疗效，失眠患者可以长期使用，尤其是由心理因素所致的失眠，采用以上方法加以调节，如果能持之以恒，其疗效会更为显著。

摆脱|失眠
Baituo Shimian

急性失眠症的治疗方法

许多患者在急性失眠之初，不一定立即就意识到心情与失眠的关系。例如，某些失恋后引起失眠的人，他们起初沉湎于失恋的痛苦之中，心情很不平静，羞于见人，常闭门索居，一到夜深人静上床就寝时，就思潮澎湃，沉溺于恋爱往事的联想和回忆，犹如泉涌，虽然错过正常入睡时间，却毫无倦意，甚至感到更清醒。日复一日，失眠加重。这时，就要重视对急性失眠症的治疗。

急性失眠症治疗的原则与方法如下。

1．病因治疗。无论何种因素引起的急性失眠，针对不同病因治疗最为重要，尤其是以躯体疾病、大脑疾病和精神疾病的失眠最为突出。例如，因为胃肠功能紊乱引起的急性失眠，可以食疗为主要治疗手段。

2．心理治疗。主要适用于心理因素引起的急性失眠，也适用于其他因素引起的失眠，其作用在于消除或淡化心事、抑制精神性兴奋、消除继发性焦虑、摆脱心理冲突，以恢复自然睡眠的生物节奏。

（1）倾诉，可以让医生了解病因、失眠的主观体验和对失眠的态度，方便其对症下药。另外，倾诉本身也是一种心理治疗的重要方法。

（2）做详细的身体和精神检查，有助于患者解开心理障碍的症结，更清楚地了解自身失眠的原因。

第五章 | 心不静，觉不宁

（3）认识和分析失眠原因，消除或淡化心理原因引起的应激。

（4）消除和减轻焦虑。焦虑在失眠的发生、发展过程中起了推波助澜的作用。失眠患者的焦虑常继发于失眠，也可能源于内心冲突。焦虑与失眠相互影响，必将加重失眠。失眠无非是睡眠生理节奏的暂时失调，对人体并无重要损害，既不会破坏脑细胞，使人变得痴呆，也不会使人精神失常，因此，这时要按自然规律行事，切勿焦躁。

真正横下一条心，抱定充其量整夜不寐的决心，心情便会很快平静，精神兴奋也会逐渐消除，睡眠就悄然降临了，这样不难恢复正常的睡眠节奏。反之，如心烦意乱、思虑过多，甚至干脆起床活动、跑步、冷水冲头、强迫计数、看书等，企图靠增加身体负荷以制造疲劳来诱导睡眠往往会事与愿违。

急性失眠者大多数感觉信息过多，睡眠环境应力求光线暗淡、安静、舒适。睡前不宜饮用含兴奋剂的饮料（如浓茶）或说话过多。另外，应定时上床、起床。

如果按以上方法，便可缓解急性失眠症状，甚至治愈急性失眠症。

摆脱失眠
Baituo Shimian

短期失眠症患者的心理疗法

短期失眠，是指刚刚发生不久、持续时间短暂、以入睡困难为主、经常伴有睡眠持续困难的睡眠障碍。短期失眠的病因以身体疾病、心理障碍为多见，患者常伴有严重的焦虑感，而焦虑又往往会加剧失眠症状。

心理治疗主要适用于心理因素引起的短期失眠，可消除或减轻患者的心理因素，抑制精神性兴奋，消除继发性兴奋，帮助患者摆脱心理冲突，恢复自然睡眠的生物节奏。

一般来说，某段时间压力过大，晚上很难入睡，这时可以试试睡前泡个热水澡松弛一下神经，再喝一杯热牛奶安神，最重要的是不要超过晚上11点休息，因为那时我们的大脑皮层处于抑制状态，如果做类似于看电视、上网这些提高兴奋性的事，肯定是不利于睡眠的。

不妨试试下面的克服失眠心理的调适方法。

放松情绪法

失眠固然不好，但失眠本身的危害远远不如对失眠恐惧与忧虑所造成的危害大。对失眠的恐惧与忧虑，会形成恶性循环，即失眠—恐惧—紧张—失眠加重—恐惧加重—紧张加重—失眠进一步加重……因此患了失眠症后，应放松情绪，冷静地接受现实。

第五章 | 心不静，觉不宁

放松微笑导眠法

平卧静心，面带微笑，行6次深而慢的呼吸后，转为自然呼吸，每当吸气时，依次意守（注意力集中）部位：头顶—前额—眼皮—嘴唇—颈部—两肩—胸背—腰腹—臀和双腿—双膝和小腿—双脚，并于每一次呼气时，默念"松"，且体会意守部位松散的感觉，待全身放松后，就会自然入睡，必要时可重复2～3次。

逆向导眠法

对思维杂乱无法入眠的失眠者，可采取逆向导眠法。就寝后，不是去准备入睡，而是舒坦地躺着，想一些曾经历过的愉快事件，并沉浸在幸福情景之中。若是因杂念难以入眠时，不要去控制杂念，而是接着"杂念"去续编故事，而故事情节应使自己感到身心愉快，故事的篇幅编得越长越久远越好。这些有意地回想与"编故事"既可消除患者对"失眠"的恐惧，也可因大脑皮层正常的兴奋疲劳而转入保护性抑制状态，促进自然入睡。

紧松摇头法

仰卧床上后，先将双上肢收缩用劲，持续10秒后放松，并体会放松感觉，重复3次后，同法依次做下肢、头、面部和全身的紧张后放松训练。待彻底放松后，微闭双眼，将头部以正位向左右摇摆，摆幅为

摆脱 失眠
Baituo Shimian

5°～10°，摆速为1～2秒一次，一边摆一边体会整个身体越来越松散深沉，摇摆的幅度和速度也渐小，这样的自我摇摆仿佛婴儿睡在晃动的摇篮中，睡意很快就会来临。

以上几种心理调节方法，对于纠正失眠，改善睡眠，的确有很好的疗效，失眠患者不妨一试，尤其是由心理因素所致的失眠，采用以上方法加以调节，其疗效会更为显著。

对于部分较重的患者，可以在医生的指导下，短期、适量地配用安眠药或小剂量抗焦虑、抑郁的药剂。这样可能会取得更快、更好的治疗效果。

如果感觉你的失眠状况比较严重，而且是这段时间突然出现的话，那么建议你一定要去正规的医院检查一下身体，因为可能是身体某部位出了点儿小问题，而失眠是肌体给你的警告。所以尽早去医院找出原因是很必要的，这样才能早日解除失眠的困扰。

第五章 | 心不静，觉不宁

长期睡眠障碍者的行为疗法

由于安眠药物能打破条件反射循环，故对短期失眠有很好的疗效，但对长期失眠而言，其疗效就不太确定了。因为这类药物都有一定的不良反应，有时可能还对身体有害。对长期睡眠障碍者来说，行为矫正治疗可能比药物治疗更好、更有效。

行为疗法没有不良反应，不会危害健康。可以这样说，行为矫正是治疗失眠的主要措施。行为治疗有些可以自己实施，有些则需要专业人士或者他人帮助实施。在行为矫正治疗中，很难说哪种疗法更有效，治疗成功与否，主要取决于个人情况适合哪种疗法和能否坚持。

心理准备和信心

治疗前，自己应该有足够的信心和对各种现象（如症状反复等）的精神准备，这是保证疗效的基础。

睡眠卫生

养成良好的睡眠卫生习惯，往往能取得事半功倍的效果。定期做适量运动、保持规律的作息时间、避免影响睡眠的因素、饮食有度并拥有一个舒适的睡眠环境等，能很大程度上改善入睡效果和睡眠质量。

下午和晚上不喝茶，上床前半小时停止脑力活动，不抽烟，做好睡觉的准备（如把被子、褥子铺好，洗脸、刷牙等），到室外活动10~15分钟。这种活动要根据自己的体力及具体条件来安排。如有条件的，可在浴盆中，用32~35℃水全身浸泡20分钟，或者到室外走动以活动肢体，或者上下楼梯几次，或者用热水泡脚等，在这期间，不要与他人谈论工作，自己也不要去想工作或去做别的事。

良好睡眠卫生习惯有以下几方面。

- 限制卧床时间：不睡眠不上床，不困（无睡意）不上床，醒后立即起床。
- 日出而作，日落而息，不过夜生活。
- 定时睡眠和起床。
- 不要强迫自己去睡眠。
- 睡前应松弛。
- 避免睡前做剧烈运动。
- 避免睡前情绪过度兴奋。
- 避免睡前吸烟、饮酒、喝咖啡或浓茶（睡前3小时）。
- 白天不要过多和过长的小睡。
- 睡眠环境：舒适、安静、无噪声、温度合适、无光照。
- 不要服用安眠药。

第五章 | 心不静，觉不宁

建立新联系

也称作"刺激控制法"，即打破睡眠环境与失眠之间的有害联系，减少与睡眠无关的行为，建立新的规律性"睡眠—觉醒"节律的程序。

该项技术是1978年由芝加哥西北大学的布特津创立的。目的就在于使失眠者不要与失眠的条件建立联系，而与睡眠建立联系，并使机体形成正常的"睡眠—觉醒"节律。

比如，上床前不要给自己任何暗示，如"我今晚可能会睡不好""今晚不要失眠"等之类的想法。上床后，也不必强迫自己"快点入睡"。因为事实上这是强迫不了的。相反，越强迫自己入睡，越不能睡，也不要强迫自己"不要想事"。这种"强迫"是毫无用处的，也不要时时看表，去计算已经上床多久了。因此最好把手表摘下放在桌子上，不要放在枕头下，因为对于失眠症的患者来说，枕头下手表"嘀嗒"的声音有时反而使其不能入睡，而且手表放在枕头下，也容易使其忍不住拿出来看看上床多久了。

建立正常"睡眠—觉醒"节律的方法是：

● 除了睡觉以外，其他时间不要待在床上或卧室里。把床当作睡觉的专用场所，不在床上从事与睡觉无关的活动，不要躺在床上看书、看电视、听广播等。

● 如果躺在床上30分钟后仍睡不着，必须起床离开房间，去做些温和的事，只在真正有了睡意时才回床睡觉。如上床后又不能迅速入睡，要马上起床，等再有睡意时才回床。

摆脱|失眠
Baituo Shimian

● 整夜之中，只要中途醒了而又不能迅速再入睡，都应按上条的方法办。

● 在适应的过程中，不论每夜睡眠多少，借用闹钟，使自己每天早晨坚持在同一时刻醒来并起床。

● 白天决不上床小睡或者打盹儿。

要特别注意的是，睡不着离开房间的时候，就不要带着最终自己还会回到床上的念头，要想你不再睡了，你不能再睡了。起床后所进行的活动要温和、平静、少刺激，灯光应尽量暗一些，不要抽烟、吃东西或做体操。

以上各个步骤是一步成功后，再进入下一个步骤，这样，才能切断床铺与失眠的负面联系，建立良好的新联系。这五项看似简单，建立时却是一个缓慢的过程，做起来并不容易，贵在坚持。开始，会睡得很少，但如果能坚持训练下去，睡眠时间就会逐渐加长。

限制睡眠

限制睡眠是通过减少花在床上的非睡眠时间来提高睡眠效率。提高睡眠质量实质上是提高睡眠效率，限制睡眠就是为了提高睡眠效率。

它是由美国纽约州立大学睡眠研究中心主任史比曼发明的，是一种被广泛采用的行为疗法。

睡眠效率差的人，躺在床上太久，反而胡思乱想，限制其卧床的时间，可能会提高其睡眠效率。其具体做法是：

第五章 | 心不静，觉不宁

● 先做一周的睡眠日记，包括几点上床、几点睡着、几点醒等。

● 根据日记计算出该周每晚平均的睡眠时间和睡眠效率（睡眠效率为睡着时间占全部躺在床上时间的百分比）。例如一个人每晚卧床8小时里只睡着4小时，睡眠时间即为4小时，睡眠效率为50%。

● 以上周平均每晚睡眠时间作为本周每晚可躺在床上的时间，但要固定起床时间，且卧床的时间不能低于4小时。

● 如果本周平均每晚的睡眠效率达到90%以上，则下周可提早15～30分钟上床；如果睡眠效率在80%～90%，则下周维持原来时间；如果睡眠效率低于80%，则下周上床时间要推迟15～30分钟。

根据上述原则，通过周期性调整卧床时间，直至达到足够的睡眠时间。必须注意的是，不管什么时候上床，不论是否困倦，每天都必须同一时间起床，而且不要在白天打盹儿。这种治疗方法简便易行，值得尝试。但也需要有耐心，要坚持写睡眠日记，严格按自己的睡眠效率调整睡眠时间。

与刺激控制法一样，本方法看似简单，实际行动起来并不那么容易。因为人们往往很难在开始阶段坚持不在其他时间睡觉。不过，一旦你能坚持下来，就会觉得效果非常好。限制睡眠与刺激控制法是相辅相成的，可以同时使用。

放松治疗

由焦虑、压力或思想紧张等引起的失眠，采用放松治疗的方法往往效果最佳。这种治疗可以在上床前，在床下和寝室外进行。但不宜过分松弛，以免影响睡眠。

放松治疗包括以下几种方法：肌肉放松、深呼吸、沉思默念、有意冥想。

肌肉放松

1. 肌肉完全放松法：在床上，把肢体摆在你认为最舒适的位置上，双眼半闭，轻轻地呼吸，让全身肌肉放松，眼睛可以固定注视一点，轻轻地提示自己："我的手臂感到沉重无力了，脚也无力了，要睡了。"或者使自己轻轻地打哈欠，此时再想象一个十分寂静的环境，这样，不久你就会慢慢地进入梦乡。

此时关键是放松肌肉，首先是头部、枕部，其次是上肢、腹部，最后是下肢。放松的标志是抬不起，手脚移动都感到很沉重，但是感到舒适，同时思想上也要放松。

2. 渐进式肌肉放松法：采用一系列肌肉"松—紧"动作，来放松整个身体。如果感觉到睡意，即可回到床上睡觉。

a. 首先找一个舒适的地方坐下或躺下，将一只枕头放在脑后或放在膝下，以放松背部；双臂稍离身体，双掌向上轻放。

b. 用鼻腔缓慢地深呼吸几次；并做长吐气，以舒缓紧张。

c. 绷紧脚部和踝部肌肉5~10分钟，然后放松，不再去注意它们。

d. 将注意力缓慢地移到身体其他部位：小腿、髋部、下背部、肩部、双臂、双手、颈部、腭部、舌头、前额和头顶。

e. 如果思想分散，注意力不集中，可不去理睬它，将注意力集中到呼吸上。

第五章 | 心不静，觉不宁

深呼吸

大多数人呼吸很浅，仅使用肺部顶端的一部分，深呼吸可以让我们使用整个肺部，提供更多的氧气输送到我们的身体，以放松全身，诱导睡眠。步骤如下：

1.平卧，双脚分开；一只手轻放在腹部靠近肚脐的地方；另一只手放在胸部。

2.经鼻子吸气；用嘴用力呼气，直至肺部气体大部分呼出；注意呼吸应当使你胸部的手不动，腹部的手动；或者是胸部的手跟着腹部的手一起动。

3.轻轻吸气，使腹部微微隆起；试想有股暖气流进肺中，并通过肺流向全身各处。停顿一下，当你数到"4"的时候，再轻轻地吐气，使肌肉放松，腹部缓缓下陷，再停顿一秒，开始吸气。

4.继续这种放松呼吸，直到你睡着。

沉思默念

就寝前，有许多沉思方法，可帮助放松身体。方法虽然不同，但殊途同归，下面介绍其中一种沉思方法。

1.找一个安静的、能使身体和精神愉快的地方，坐（如果采取坐姿，则头、颈、背三点需成一条直线）或躺着、闭眼、全身放松，做有节奏的深呼吸。

2.闭上双眼，反复地默念某一暗示语（单字或简短的句子），或者全神贯注于某一感觉表象上。要注意呼吸的涨落和暗示语尽量保持节奏上的一致。

摆脱失眠
Baituo Shimian

3.当完全感到安静和放松时，开始做下述动作：先慢慢地将头倾向右边，然后移至左边，再回到中间，反复几次后，慢慢地将眼睛睁开。

4.重复以上动作，并注意动作的节奏，坚持下来就可缓解失眠症状。

这种沉思其实是包括力量、平衡、耐力及注意力集中在内的一种静静的、有节奏的运动。特别强调人的呼吸和整个身体运动同步进行。当进行身体沉思时，身体会感到平衡和舒适，能帮人排除杂念，集中思想，以达到身体和心理放松的目的，对消除过度焦虑情绪具有显著作用，所以具有助眠效果。

有意冥想

也叫作有意想象，就是用冥想来消除精神压力的一种方法。步骤如下：

1.要有一个空间，可以一个人安静地待着。

2.确保感觉舒适，房间温暖，穿舒适的衣服，排空肠胃，餐后1小时内不做练习。

3.后背挺直，身体放松，眼睛全闭或半闭。

4.呼吸通过鼻腔向下进入腹腔，确保呼吸规则、缓慢、均匀。

5.集中注意力在一个风景、物体、单词、短语或自己的呼吸上。比如，想象在某个你喜欢的地方，如海边或者森林，或者你去过的某个度假胜地，或者你从未去过但看过的优美场所。

6.对外界引起分心的事情养成被动、放松的态度。

7.缓慢地深呼吸，直至你觉得已经放松。

第五章 | 心不静，觉不宁

8.将注意力集中在感官上，想象你看到、触到、听到、闻到什么。

9.再将注意力转移到你所在的房间，安静睡觉。

10.有规律地进行练习，至少一周六天、坚持三周看看。

冥想的基本态度：

1. 非判断性。不管有什么样的想法，不去评判它，只是体验。

2. 耐性。我们不必以每时每刻的运动来填充自己的生命，让事物按自己的时间展现出来。

3. 不要期待自己下一刻会发生，只是时时刻刻对自己开放。

4. 信任。比如说你感觉到不舒服就调整姿势，相信自己的感觉和直觉。

5. 无为。不想努力获得什么或到达什么地方。

6. 接纳。不要担心结果，只集中注意力接纳此刻发生的事情，即使出现了分心也要接纳，只要再重新把注意力集中到呼吸或那个词汇上就好了。

7. 放任。如果出现了评判想法，那么就放任这种想法并去观察这种想法。

冥想要求投入，就像运动训练。

放松训练指导语

放松训练指导语：准备好了吗？好，现在深深地吸气，慢慢地呼气，再来一遍，深深地吸气，慢慢地呼气，再来一遍，深深地吸气，慢慢地呼气，好！春天来了，一片鸟语花香的美丽景色，你静静地躺在床上，心情舒适而愉快地享受春天带给你的欢乐与愉悦。一束阳

摆脱 失眠
Baituo Shimian

光暖暖地照在你的头顶，你觉得头部放松了，特别安逸舒服，这股暖流从整个头部慢慢地流向你的额头，你紧锁的眉头舒展开了（请你仔细体会一下眉头舒展之后的放松的感觉，你觉得好舒服好轻松），你觉得额头凉丝丝的，脸上的每一块肌肉都特别放松，你觉得舒服极了。

1. 这股暖流从整个头部流到颈部、颈椎，你觉得颈部放松了，颈椎放松了，血液流动非常通畅，慢慢地这股暖流流向你的双肩，你的双肩放松了，每一块肌肉都得到放松，特别舒展，暖暖的，非常舒服。这种温暖的感觉流向你的前臂，你的前臂放松了，又慢慢地流向你的小臂，你的小臂放松了，然后顺着你的手掌心慢慢流向你的手指尖，你的手心暖暖的，请你体验一下手心温暖的感觉，非常温暖，非常放松。你再重新体验一下这股暖流从头顶慢慢流向你的双眉、额头、脸部，顺着你的颈部、颈椎、双肩一直流向你的手指尖，每一块肌肉都得到了放松，所有的疲惫都从你的手指尖流走了。

2. 这股暖流流向你的前胸后背，整个前胸后背的肌肉都特别放松，你胃里的不舒服、炎症在慢慢地消除，你的感觉好极了，腰部非常舒服，非常放松。整个髋关节都非常放松，臀部的每一块肌肉都得到彻底的放松，这股暖流从你的头部慢慢地流向你的额头、双眉，你脸上的每一块肌肉都特别舒展，你的颈部、颈椎、腰部都特别舒服，整个身体都感觉非常放松，请你体会一下这种放松后的舒服愉快的感觉。请你把注意力集中到你的前额，你的前额非常放松，你试试看，体验一下这种舒服愉快的感觉。你紧锁的双眉舒展开了，你的前额凉丝丝的，头脑空空的，你大脑中的每一个神经细胞都得到了最好的休

第五章 | 心不静，觉不宁

息，你的精神非常愉快、放松，身心舒畅。现在请你把注意力集中到你的大腿上，这股暖流慢慢地流向你的大腿，你大腿上的每一块肌肉都非常放松，你的膝关节也放松了，这股暖流顺着你的膝关节慢慢地流向你的小腿，你的小腿放松了，踝关节放松了，脚后跟、脚掌心放松了，体验一下脚掌心那舒适放松的感觉，慢慢地这股暖流流向你的脚趾尖，你的脚趾尖非常放松。

3.现在从头到脚再来一遍，现在你的头部放松了，体验一下头部放松的感觉；你紧锁的眉头放松了，紧锁的眉头舒展开了；你的颈部放松了，你的颈椎放松了，你的双肩放松了，你的手臂也放松了，一股暖流顺着你的手臂流向你的手心、流向你的手指尖，所有的疲惫、烦恼都从你的手指尖流走了。当这种烦恼和疲惫都消失了的时候，你有一种无拘无束的感觉，你的感觉真的好极了。你的胸部放松了，你的躯干放松了，尤其是你的颈部、颈椎、双肩、腰部都非常放松，你体验到一种从未有过的放松感觉。你的髋关节放松了，你的臀部放松了，你身上所有的肌肉都非常非常放松，请你慢慢地体验，好舒服好轻松！现在你觉得浑身放松，心情舒畅，就像躺在湖面上随波漂荡的小船上一样，暖风徐徐吹过你的整个身躯，还有一丝淡淡的水草香，你闭上眼睛，深深地陶醉在这片水波荡漾的美丽风景中，你觉得心胸特别宽广，心情特别愉快！全身的肌肉非常放松。好，现在请你慢慢体验一下这种放松后愉悦的感觉。现在你觉得浑身特别特别放松，心情特别特别地愉快，你觉得舒服极了！

4.唤醒的你觉得浑身都充满了力量，心情特别愉快，你的头脑清醒，思维敏捷，反应灵活，眼睛也非常有神气，你特别想下来走走，

摆脱 失眠 Baituo Shimian

散散步,听听音乐。准备好了吗?好,请你慢慢地睁开眼睛,你觉得头脑清醒,思维敏捷,浑身都充满了力量,你想马上起来出去散散步。

认知疗法

认知疗法是根据人的认知过程,影响其情绪和行为的理论假设,通过认知和行为技术来改变求治者的不良认知,从而矫正并适应不良行为的心理治疗方法。

用认知疗法改变患者对睡眠的负面认知,使之转变为正面想法。失眠者往往先入为主地认为,睡眠不会安宁。这就促使睡眠易醒和妨碍放松。认知疗法的基本原则就是让患者抛弃不正确的想法,树立切实可行的正确想法。主要有以下几点。

误认为:如"我在白天感到很焦虑,那么,晚间我也会睡不好"。

失望:如"今晚一定不会睡好"。

期望过高:如"今晚我要睡8小时"或"今晚我要比别人先入睡"。

过于担心后果:如"我若不能很快入睡,明天工作(学习)我会很糟糕"。

行为紧张:如"我至少要折腾1小时,才能入睡"。

行为治疗师可以帮助患者抛弃不正确的想法,树立正确想法和行为,如:

● 我的问题,不是因失眠引起。

● 我今夜会睡得很好。

第五章 | 心不静，觉不宁

- 问题不在于我今夜能睡多久。
- 即使今晚我不能很快入睡，那也没有多大关系。

治疗师会在患者采纳新想法和行为时，给予指导和帮助。

如何治疗焦虑性失眠

焦虑性失眠是临床上最常见的失眠症类型,其原因多数为精神紧张、生气、工作或生活压力大、环境变化等因素。

焦虑性失眠的表现

有焦虑症的患者经常诉说总是心烦意乱,莫名的紧张感,坐立不安,胡思乱想,并伴有头痛、失眠、多汗、心悸等症状。这种情绪赶不走、厘不清,越想越烦躁,这是患了焦虑性神经症,也称焦虑症。这是一种持续性不安、紧张、恐惧等的情绪障碍。它或者是缺乏具体指向性的心理紧张和不愉快的期待情绪,会使人莫名其妙地感到紧张和不安;或者是在接连遭受不如意事件的冲击后,使人心理上招架不住,身心均陷入过度疲惫状态而逐渐形成紧张和不安情绪;或者是"预感""设想"某种事件的产生而带来的恐惧情绪,而无时无刻不在为未来发生的事情发愁、苦恼、烦躁。其精神状态可表现为经常疑惑、忧虑、抑郁、惶惶然有如大难临头,整天提心吊胆、战战兢兢、紧张不安,常因小事而烦恼,自责、遇事总往坏处想,无病呻吟,怨天尤人,悲叹不已,爱唠叨、爱发脾气、坐立不安。

由于过度的焦虑情绪,也伴随着自主神经功能失调,尤其是交感神经功能亢进,出现手脚心多汗、心悸、心跳快、呼吸急促、肌肉收

第五章 | 心不静，觉不宁

缩、颤抖、尿频尿急、胸部有压迫感、咽部阻碍感、腹胀腹泻、多汗、四肢麻木等躯体症状。此外，在行为上也有焦虑的表现，像搓手顿足、唉声叹气、用手拔头发，严重时用头撞墙，在地上打滚等都是常见的外部症状。这些生理异常正是由于情绪紧张，使大脑过度敏感，以及自主神经系统感受性增高的缘故。

患焦虑症的患者都有程度不同的睡眠障碍，焦虑性失眠以入睡困难最为突出，患者躺在床上之后，翻来覆去不能入睡，脑子里思考一些焦虑的事情但又解决不了，结果是越想越兴奋，越兴奋就越睡不着，时间久了患者对睡眠也恐惧起来了，一到晚上就在思考"今晚会不会失眠"，总是担心失眠，结果就是真的不能入睡。像这样恶性循环最终造成了焦虑性失眠，使患者苦恼万分，希望找到解决失眠的根本办法。

焦虑性失眠除入睡困难外，其突出的特点是睡眠变浅，稍有动静就可醒来，梦多，好像一夜不停地做梦，第二天醒来后总是说"昨晚做了一夜的梦"，白天无精打采，做任何事情都没有兴趣，没有精力，面容憔悴。

焦虑性失眠症的治疗方法

焦虑性失眠症影响着患者的生活，患者对焦虑性失眠症治疗非常迫切，但是任何事情都不能过分急于求成，只要找对病因，根据患病原因进行医治，才能达到彻底治愈的效果，这里提供几种焦虑性失眠症治疗的方法，希望对患者有所帮助。

1.**治疗引起焦虑的疾病**：前面提到有些焦虑反应是有关疾病的产物，要消除此类焦虑，当然要采取措施去治疗疾病。

2.**使患者了解诊疗程序**：让患者知道某种检查、治疗的必要性、可靠性、安全性等，消除患者对要发生在身上的诊疗活动茫然无知的焦虑。

3.**尊重患者的操作动机**：在许可的范围内让患者做一些力所能及的活动，如照顾自己的日常活动等，可使患者满足操作的需要，觉得自己并不是一个完全依赖别人的人，这可减轻其焦虑。

4.**消除患者的寂寞感**：在医院里，患者不得不重新适应新的人际关系，而寂寞往往使他们过多考虑自己的疾病；医护人员主动与患者交往和鼓励患者之间交往，都可产生积极的效果。

5.**尊重患者的人格**：不管患者从前的社会角色如何，其在医院里都以患者的身份出现，重新适应这一新角色会导致焦虑；医护人员应尊重患者，使患者感到被尊重，以缩小新老社会角色之间的差距，冲淡这一消极心理。

6.**使患者受到良好的对待**：患者的焦虑常是由于担心是否能受到最好的和最正确的治疗。医护人员良好的技能、充分的信心、亲切的态度有助于此类患者消除焦虑。

焦虑性失眠症中医疗法

焦虑性失眠症主要有心虚、胆虚、兼火。主要中医疗法有：

1.灯芯草煎茶饮。

第五章 | 心不静，觉不宁

2.半夏、秫米，用水煎煮成茶饮用。

3.晚上睡前足浴（热水）时点按承山穴、太溪穴、涌泉穴，揉搓脚跟。

焦虑性失眠症治疗的方法除上述外，还有许多，只要患者有信心，并坚信自己的病能够治好，善于观察，总会找到能够治愈疾病的方法。不要轻信他人建议，因为同一种疾病所产生的病因不同，医治方法也各不相同，适合他人的治疗方法，并非所有人都能适用。

如何治疗因恐惧引起的失眠

恐惧导致人的精神高度紧张，入睡困难，长期恐惧，会使患者出现心悸、气短、倦怠、遇事善惊、胆怯等症状。治疗恐惧引起的失眠，应采取心理疗法和药物治疗相结合的综合措施。

1.鼓励患者多从事体力劳动及体育锻炼，多参加一些娱乐活动，使心情舒畅，精神放松，解除其恐惧心理。

2.对因恐惧而严重失眠者，可给予镇静安眠药。如有入睡困难者，可选用作用较快的安眠药；如睡眠不深或易醒，可选用作用较慢而持久的药物。安眠药一般不宜长期单一使用，以防成瘾。

3.若长期因恐惧而失眠者，可配合中医中药疗法，以改善整体情况。

4.可采用系统脱敏法，该疗法是由交互抑制发展起来的一种心理疗法，其原理是当患者出现焦虑和恐惧刺激的同时，施加与焦虑和恐惧相反的刺激，从而使患者逐渐消除焦虑与恐惧，不再对有害的刺激敏感而产生病理反应。

实质上，该疗法是通过一系列步骤，按照刺激强度由弱到强，由小到大逐渐训练患者的承受力、忍耐力，增加适应力，从而达到最后对真实体验不产生"过敏"反应，使身心健康达到耐受力正常的状态。

第五章 | 心不静，觉不宁

如何消除不良情绪

人的情绪反应对睡眠起着很重要的作用。长期的不良情绪不仅给工作、学习、生活带来影响，还容易失眠。如何使人们的不良情绪消除，保持良好的心态呢？以下几点，希望对你会有所帮助。

排泄法

对生气、愤怒、悲伤等情绪可用排泄法加以调整。若生气或大怒时，人们可到空旷的地方去大声吼叫几声，或到外面跑步，这样可以把"气"排出来。当然并不是说肆意地宣泄愤怒情绪是促使健康长寿的不二法门。又如在极度痛苦、悲伤之时，不妨大哭一场，哭是导泄忧伤情绪的一个重要途径。

环境调节法

受到不良情绪压抑和折磨的人，也可采用改变环境的方法以转移情绪。如到环境幽雅、风景秀丽的地方旅游，去欣赏大自然之美，以调节精神生活，开拓心理容量，消除精神上的紧张和压抑情绪，从而忘却生活中的许多烦恼与不快，并在心理上获得极大满足。

语言暗示法

遇到精神刺激，要尽量控制自己的情绪。当怒火上升时，可用语言暗示自己："生气是自我惩罚，烦恼是和自己过不去，发怒是无能的表现。"以此来调整和放松心理上的紧张状态，使不良情绪得到缓解。

补偿法

遭到困难或挫折时，自然地会产生不安或沮丧的消极情绪。此时人们应正视既成的事实，采取积极的措施进行心理防卫。如发现原定目标无法实现时，可重新选择达到目标的手段，再作尝试；或原计划受阻，暂时放弃，用其他方面的成功加以补偿。

色彩效应法

灰、白和黑色能起镇定作用，有助于缓解焦虑和紧张；为避免烦躁和愤怒，要少看红色；不要穿冷色调的衣服或在身边布置冷色调的环境，可避免出现郁郁寡欢，而温暖、明亮、活跃的暖色调则可提高人的情绪。

第五章 | 心不静，觉不宁

选择进食法

糖类食物如作为单一食物的话，有镇静情绪的安慰作用；蛋白质含量丰富的食物则有益智醒脑和维持机敏的作用；大量饮用咖啡、可乐等可能会加重一些人的沮丧、烦躁和忧虑情绪。

光疗作用法

冬季日照量减少或是在光线不足的场所工作，易使人患忧郁症，而加强户外活动及改善光照条件能减少忧郁症的发生。同时，有节奏的户外活动增强了心肺循环功能，也可起到改善恶劣情绪的作用。

其他辅助治疗法

太极拳、按摩、瑜伽、芳香治疗、音乐疗法等，由于操作方便、简单易行，很受人们欢迎，这些都可以试用于治疗失眠。不过，这些治疗方法的疗效，因缺少严格的对照，效果难以肯定。但它们对人体也不会造成危害，所以可根据不同情况，选择作为辅助治疗手段。

太极拳助眠

不能说练太极拳就可以治疗一切失眠症，有些人的失眠，主要是因工作压力过大、精神紧张引起的，而练习太极拳要求练习者专心，脑子要静，这样才可以放松神经、调节情绪、提高身体素质，这对改

摆脱 失眠 Baituo Shimian

善睡眠状况是有好处的。

辅助疗法

1.掐揉三阴交：用两手拇指指端压在两侧三阴交上，先掐后揉2分钟，以局部有酸胀感为宜。

2.掐揉神门：用两手拇指指端交替掐揉对侧的神门各1分钟。

3.旋摩全腹：仰卧，两手掌分别置于上下腹部，两手交替做顺时针环形摩动2分钟。

4.按揉百会、风池：用拇指在百会上进行揉按1分钟，然后两手拇指按揉风池1分钟，最后用屈曲的示指桡侧在眉棱、前额各抹10次。

简易功法

1.晚上卧床，睡前先想一下百会穴、涌泉穴，以吸入天地自然之精气，使之在脐正中的神阙穴化合，再上行至手心劳宫，对失眠的防治大有益处。

2.卧床后，排除杂念，身体放松，默念"六字诀"以诱导入静。六字诀是一种吐纳法。它是通过呬、呵、呼、嘘、吹、嘻六个字的不同发音口型，唇齿喉舌的用力不同，以牵动不动的脏腑经络气血的运行。吹以去风，呼以去热，嘻以去烦，呵以下气，嘘以散滞，呬以解极。此法对于诱导入睡颇有益处。

3.取坐式，默念"空""松"，面带笑意。"空"须同时默念："身松息均意入静，意守丹田体似空，导引有疗经络通，人天合一乐无穷。""松"，首先从百会穴想起，头顶松→印堂松→人中松→喉头松→两肩松→胸部松→腹部松→臀和大腿松→膝和小腿松→涌泉松。"笑意"，嘴角微翘带笑意。每日早晚各1次，每次20分钟，逐步

第五章 | 心不静，觉不宁

增加至1~2小时。

六种按摩驱除失眠的方法

1. **抹额**：两手指曲成弓状，第二指节的内侧紧贴着印堂，从眉间开始向前额两侧抹压，做40次左右。

2. **搓手浴面**：先将两手搓热，如手掌过于粗糙可涂适量护手霜。随后掌心紧贴前额，用力向下摩擦直到下额，连续做10次左右。

3. **按揉脑后**：以两手拇指罗纹面，紧按风池部位，用力旋转按揉几下，随后按摩脑后，约30次，有酸胀感为宜。

4. **按摩耳郭**：人体躯干和内脏在耳郭后均有一定的反应部位，按摩耳郭有助于调节全身功能，促进血液循环，有利健康。

5. **拍打足三里**：该穴位在膝盖外侧10厘米处，轻轻拍打至有酸胀感即可。

6. **泡足踏石**：取一些小鹅卵石铺在水盆底，倒入温水泡足踏石20分钟。

五式瑜伽缓解失眠

练习瑜伽可以令人心静平和。缓解学习、工作带来的种种压力与紧张。如果你有失眠的不良习惯，那就用我们向你推荐的犁式瑜伽法。它属于倒立的姿势，除了对失眠有明显的改善效果之外，它还对以下病症有疗效，如背痛、腰部风湿、便秘、胃气胀、月经失调、头痛、痔疮和糖尿病。

1. 平直仰卧，放松15~20秒。

2. 吸气，双腿并拢向上抬起，双手扶住自己的腰部，接着使双腿继续向头后方伸展，直到使两脚落到头顶上方的地板，如果感到吃力，那么你可以将动作停留在你能够做到的程度就可以了，不要勉强自己，因为有很多人在刚开始做倒立姿势的时候，会有心理上的恐惧感。

3. 呼气，放松手臂，如果你的身体还不是很稳定，将手臂可以扶在腰部的位置，根据自身的能力，决定控制的时间。

4. 还原时，两手先回到腰部，然后屈膝，逐渐将背部慢慢地放回垫子上，最后成仰卧式放松姿势，可以再次练习。

5. 蝗虫式瑜伽练习法是许多瑜伽老师向人们推荐的一套消除失眠症、哮喘、支气管炎和肾功能失调等疾病的动作，此姿势也有益于骨盆范围的各器官。具体动作如下。

（1）俯卧，吸气时两臂向后伸直。

（2）呼气，同时抬起头、胸膛、双腿，升离地面，有规律地呼吸，并尽量长久地保持这个姿势。

（3）逐步将你的胸膛、双臂、头部及双腿放松还原回俯卧，休息片刻，再次重复。

芳香精油治疗失眠

不管是暂时的失眠还是长期的失眠，芳香精油疗法的疗效都是相当不错的。该疗法可以自然地引发睡意，完全不用担心会有服用安眠药的不良反应。

治疗失眠的精油有：薰衣草精油、洋甘菊精油、橙花精油、佛手柑精油、甘菊精油、鼠尾草精油、茉莉精油、玫瑰精油、依兰精油、橘子精油、檀香木精油、香蜂草精油。

精油治疗失眠基本原则：需要长期连续使用精油来帮助睡眠，并

第五章 | 心不静，觉不宁

且要经常变换精油的种类。一般1~2周为一个周期，之后要换一种其他味道的精油。

精油常用方法：泡澡、枕头上滴几滴精油、熏香等。

具体芳香精油疗法推荐

芳香精油调和治失眠

取苦橙花精油2滴、檀香木精油1滴、薰衣草精油2滴。

按照以上的先后顺序把精油分别滴在一个空瓶子里，然后用自己的双手不断地搓瓶身，这样才能使各种精油很好地调和。然后打开瓶盖安放在房间里或把它滴进装饰灯里燃烧。很多人都喜欢买能燃烧精油的装饰灯放在床头，这个时候正好派上用场了。

精油治疗失眠虽好，但使用不得当也会伤害身体，切不可盲目使用！女性使用精油不可超过5滴，男性使用精油不得超过7滴。

薰衣草纯精油

主要作用：怡神、静心、助睡眠、舒缓压力、平和心情。有镇静效果，可缓解高血压，安抚心悸、止痛。促进细胞再生，平衡皮脂分泌，治疗烫伤及蚊虫叮咬。

使用方法：

1.在香薰炉的碗里加入2/3体积的水，滴入2~3滴精油，点燃蜡烛加热，深深吸入芳香的气息，以调节情绪。

2.将2~3滴适宜自己的精油添加到复方按摩精油或基础护理品中配合使用。

3.沐浴时将2～3滴精油滴在沐浴花或湿毛巾上，尽快擦遍全身。

4.将2～3滴精油滴入棉花球随身携带或塞入枕下。

精油泡澡

对成年人来说，在洗澡水中滴入6滴精油即可，对儿童而言，则只需要滴入3～4滴即可。如果是婴儿或者幼童，则需要更进一步进行稀释。

如果是香蜂草精油或者橙花精油，成年人只需要滴入4滴就够了，因为这类精油用量过多，容易引起皮肤过敏。具体使用情况，根据购买精油的说明书要求实施即可。

第六章

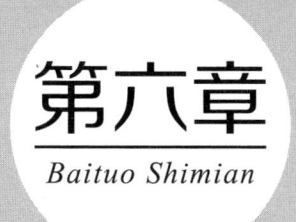

Baituo Shimian

今夜你为什么失眠

　　根据研究，全球约有1/4以上的人口有睡眠方面的困扰，原因也各不相同。

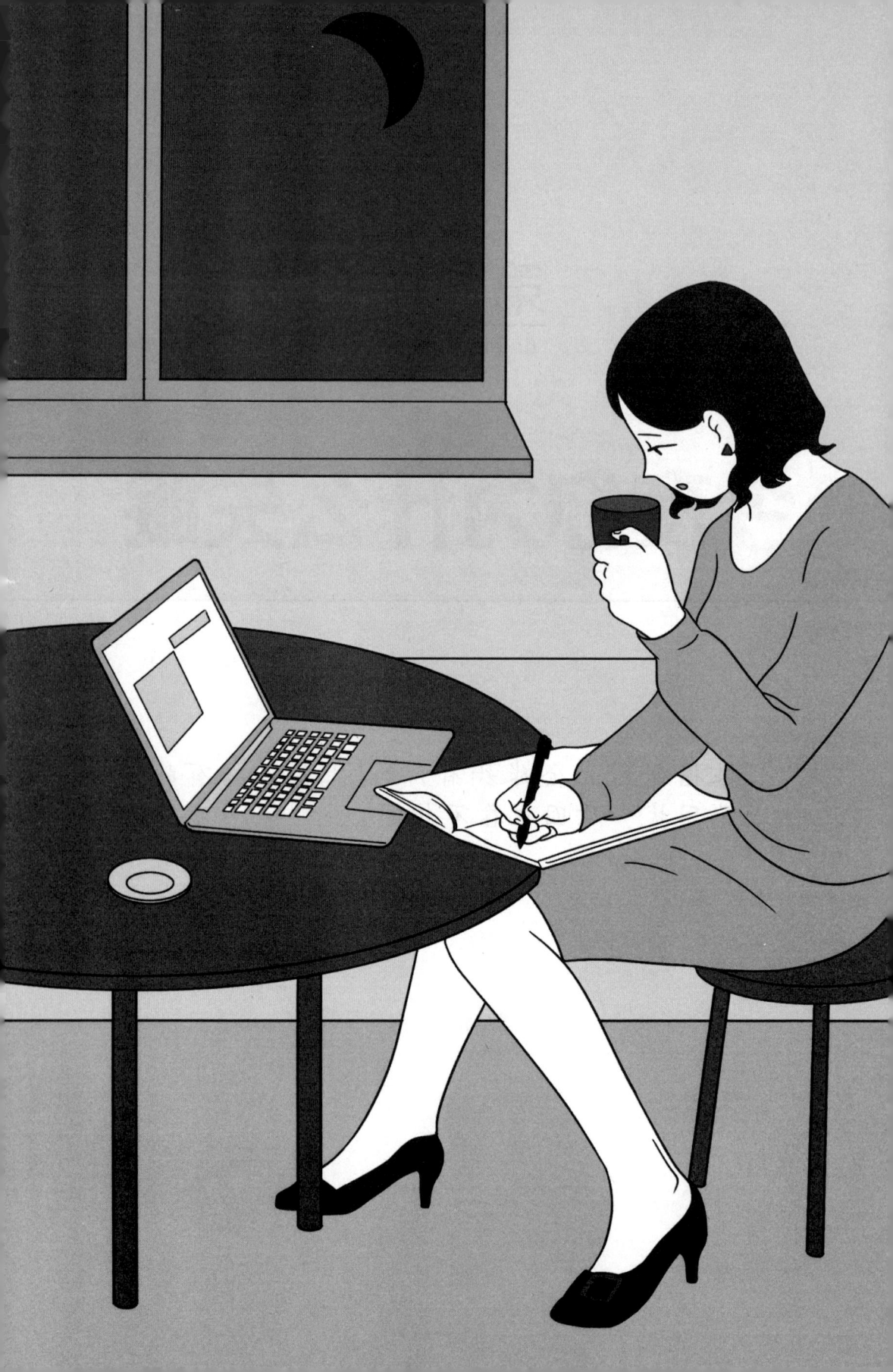

第六章 | 今夜你为什么失眠

引起失眠的坏习惯，你有吗

引起失眠的原因有很多，但通常是由于人的某种坏习惯，而导致失眠的可能性非常大。以下"坏习惯"哪种是你经常发生的？

1.睡前生气：睡前生气发怒，会使人心跳加快，呼吸急促，思绪万千，以致难以入睡。

2.睡前检讨：有人喜欢把睡前当成检讨的时间，一边检讨一边做着隔天的行程计划，越想越多当然睡不着。

3.睡前饱餐：睡前吃得过饱，胃肠要加紧消化，装满食物的胃会不断刺激大脑。大脑有兴奋点，人就不会安然入睡，正如中医所说"胃不和则卧不安"。

4.睡前饮茶：茶叶中含有咖啡因等物质，这些物质会刺激中枢神经，使人兴奋，若睡前饮茶，特别是浓茶，中枢神经会更加兴奋，使人不易入睡。

5.睡前剧烈运动：睡前剧烈运动，会使大脑控制肌肉活动的神经细胞呈现极强烈的兴奋状态，这种兴奋在短时间里不会平静下来，人便不能很快入睡。所以，睡前应当尽量保持平静，但也不妨做些轻微活动，如散步等。

6.枕头过高：从生理角度上讲，枕头高以8～12厘米为宜。太低，容易造成"落枕"，或因流入脑部的血液过多，造成次日头脑发胀、眼皮浮肿；过高，会影响呼吸道畅通，易打呼噜，而且长期高枕，易导致颈部不适或驼背。

7.枕着手睡：睡时两手枕于头下，除影响血液循环、引起上肢麻木酸痛外，还易使腹内压力升高，久而久之还会引发"反流性食管炎"。所以，睡时不宜以两手为枕。

8.被子蒙头：以被蒙面易引起呼吸困难，同时也会吸入自己呼出的二氧化碳，对身体健康极为不利。婴幼儿更不宜如此，否则有窒息的危险。

9.张口呼吸：闭口夜卧是保养元气的最好办法，而张口呼吸不但会吸进灰尘，而且极易使气管、肺及肋部受到冷空气的刺激。最好用鼻子呼吸，鼻毛能阻挡部分灰尘，鼻腔能对吸入的冷空气进行加温，有益健康。

10.吹着风睡：睡眠时对环境变化的适应能力降低，易受凉生病。古人认为，风为百病之长，善行而数变；善调摄者，虽盛暑不当风及生卧露下。所以睡觉的地方应避开风口，床离窗、门有一定距离为宜。

11.坐着睡：有些人吃饱饭后往沙发上一坐，打开电视沏壶茶，当时感觉很舒服。可能工作太累了，看着电视就睡着了，这就使第二大隐患出现了！因为坐着睡会使心律减慢，血管扩张，流到各脏器的血液也就减少了。再加上胃部消化需要血液供应，从而加重了脑缺氧，导致头晕、耳鸣的出现。

12.强迫睡：每个人有自己的睡眠时钟，有些人深信一定要睡满8小时才不会影响身体健康。实际上，在强迫自己入睡的情况下，躺得越久，睡得就越差。

第六章 | 今夜你为什么失眠

13.半夜失眠看时间：半夜失眠的人，最容易拿起闹钟来看时间，结果时间分分秒秒过去，自己就真的睁眼到天亮。

14.床上娱乐：床是让人睡觉的地方。如常在床上读书、吃东西、看电视，就容易造成不想睡的气氛。

15.分段睡：有些人习惯睡觉分段睡，表面上看起来好像总时数一样（或增加），但睡眠结构则是破碎无型的。

16.白天睡多了：当白天的活动不多，睡眠的需求自然就不大，白天睡多了晚上自然睡不着。

摆脱 失眠
Baituo Shimian

别在睡前使用电脑

随着互联网的普及，人们使用电脑的时间越来越长。对于忙碌的上班族来说，有的人晚饭后会选择在电脑前加班，有的人则喜欢在夜晚上床前用电脑玩游戏、看电影或聊天。这些做法都会给睡眠带来不利影响。临睡前使用电脑会严重影响睡眠质量，造成失眠。

在正常情况下，人的体温为白天高而夜晚低，二者温差越大，则越容易获得深度睡眠。如果临睡前使用电脑，明亮的显示器会对眼睛和神经系统产生强烈的刺激，破坏人体体温变化规律，使原本该降低的体温处于相对较高的状态，进而影响睡眠质量，甚至出现失眠、多梦等睡眠障碍。

所以，应在睡前2小时停止使用电脑，卧室中不要摆放电脑、电视机或手机等物品，营造一个纯粹的睡眠环境，睡前可用热水泡脚或喝一杯热牛奶，以减轻睡眠不良的症状。

电脑操作者的5分钟健身操

睁眼后

早上一睁开眼，立刻开始做运动，可以将身体中的许多重要环节打开，达到瘦身效果。

睁开眼睛后，仰躺于床上往前面伸展约10秒钟，不用屏住呼吸。

第六章 | 今夜你为什么失眠

仰躺时脚部尽量伸展，右膝盖呈90°弯曲到左侧腰际，做伸展，左手跟随在旁。

坐在床上，上半身前倾，进行脊背的伸展运动，两手置于头上，向前伸展约10秒钟。

站起来，弯曲左肘置于头部后方，用右手抓住左肘，保持这样的动作尽量往右侧伸展，约10秒钟，左右交换做。

闭眼前

临睡前的适量运动在促进睡眠的同时也能瘦身。睡前轻轻地活动身体，可加强交感神经，起到睡觉时抑制吸收脂肪的作用。

保持站立姿势，两手夹住枕头，手腕尽量弯曲伸展做20次。

将膝盖呈90°弯曲，在膝盖间夹住枕头，可使腹部紧缩并有抬臀的效果，慢慢地回到原来位置再抬起做20次。

胃不和则卧不安

睡眠与我们的生活息息相关，它既能使人精神焕发，有时也会让人感到身体不适。古人言："饮食即卧，不消积聚，乃生百疾。"医学食疗古籍称："食后便卧令人患肺气、头风、中痞之疾，盖营卫不通，气血凝滞故而。"为了我们的身体健康，应避免饭后就睡的不良睡眠习惯。

吃完饭后，大量食物聚集在胃中，为了更好地消化吸收，人体就会增加胃、肠的血流量。而身体里的血量却是相对固定的，所以大脑的血容量就会相应减少，血压也随之下降，如在这时睡觉，很容易因脑供血不足而发生中风。所以吃完饭后应先活动活动再睡觉，以免中风的发生。

日本研究人员发现，烧心和胸痛源于胃食管反流病，而晚餐和上床睡觉在时间上的间隔，与胃食管反流病有着密切联系。研究人员对147名胃食管反流病患者和294名健康人进行了调查。

研究结果显示，晚饭和睡觉时间间隔越短，患胃食管反流病的危险性就越高。在饭后3小时之内就上床睡觉的研究对象，比那些饭后4小时甚至更长时间才上床睡觉的人，受烧心痛苦折磨的概率要高出7～45倍。根据这些数据，研究人员指出，若常在睡觉时感觉烧心、胸痛，就应该在饭后3小时再上床睡觉。人们应推迟饭后上床睡觉的时间，切忌吃饱就倒头大睡。

第六章 | 今夜你为什么失眠

这就意味着,进晚餐的时间和上床就寝时间安排得合理与否,对能否安静舒适地入睡有十分密切的关系。《陶真人卫生歌》中说:"晚食常于申酉前,何夜徒劳滞胸膈。"一般认为,晚饭应在睡前4小时左右,如果是晚10点钟上床就寝,晚饭可以安排在下午6点。饮食与睡觉时间安排合理,就会避免因"胃不和"而致"卧不安"。

摆脱失眠
Baituo Shimian

头部温度稍低有利于睡眠

在睡眠时，不少人有用被子蒙起头来睡觉的习惯，尤其是在冬季，还有一些人喜欢把头靠近火炉、火墙睡觉，使头部的温度提高以御寒，这样做好吗？对健康会有什么影响呢？我们先来看一下前人的观点。

唐代孙思邈在《千金要方·道林养性》中记载："冬日冻脑，春秋脑足俱冻，此圣人之常法也。"又有："冬夜勿覆头，得长寿。"还有："头边勿安火炉，日久引火气，头重目赤，睛及目干。"这几段话都是说，头部的温度不宜过高，尤其是在睡眠时，应当经常保持较寒凉的状态。早在马王堆汉墓出土的帛书《脉法》中，就提出了"寒头暖足"的养生原则，足见前人在睡眠养生方面是主张头部的温度不宜过高。古人在造字时就已经认识到，头部不宜靠近火热，仅以"烦"字为例，这个字是由"火"与"页"会意而组合，"页"即倒写的"首"字，表明头边有火则使人烦躁不安。《说文解字》中说"烦"是"热头痛也"。

从现代科学研究来看，同样也是主张睡眠时头部的温度宜稍低一些。据《健康报》报道："科学家发现让头部的温度低一些，可尽快地进入梦乡。"有公司生产过一种别致的枕头，枕头内配置有半导体冷却设备，它由电池来提供能量。这种枕头的温度比头部大约要低

第六章 | 今夜你为什么失眠

10℃,学者们称之为"催眠枕头"。

从古代医家的观点和现代科学研究的结果可以断言,睡眠时头部的温度稍低一点,既能够加快入睡,也有利于提高睡眠质量。

摆脱失眠
Baituo Shimian

用脑过度导致失眠

现代社会，脑力劳动者的队伍越来越大。但是由于竞争的加剧，他们的自我保健意识却没有增强，过度用脑，不仅影响大脑的发育，而且不利于睡眠，还容易导致失眠等睡眠问题的出现。一旦出现问题，治疗和恢复都很费时日，因此我们要防止用脑过度。以下几点是对防止用脑过度的建议。

首先，为了预防脑力劳动过度造成失眠，选用最佳用脑时间和时限是有效的方法之一。

人脑的活动在白天存在潜在的周期，基本上是2小时为一个周期，因此，脑力劳动持续2小时就需要休息一下，可以看看窗外的风景、聊聊天、散散步或者打个盹儿。睡个午觉也可以使大脑得到休息，恢复活力。

如想要改换思考内容，最好也经过一刻钟的放松。因为连续地更替脑活动内容会出现一种叫作"后摄抑制"或"前摄抑制"的现象，不仅影响思维而且易使大脑疲劳，危及睡眠质量。

关于最佳用脑时间，一般在上午10点以前。清晨最高，在维持一段时间的高水平后，8~9点后开始逐渐下降。

其次，还要保持一定的节律。

每位脑力劳动者都有自己的用脑习惯，持续下去就形成人为的节律。这一节律形成后，就不要随意打乱，否则可能造成脑部神经受到

第六章 | 今夜你为什么失眠

冲击和干扰，造成失眠等不良后果。因此，做事要保持一定的规律性，最好有比较好的安排，用固定的时间来思考和工作，让大脑有规律地运转，防止晕头转向的状态。

再次，饭后禁止高度用脑。

因为饭后肠胃内的血流量增加，脑部供血较少，此时让大脑高速运转，会造成大脑功能紊乱，引起失眠，一般可在饭后1小时再用脑。

最后，睡前不要胡思乱想。

有些人喜欢躺在床上思考问题，总结失败或者成功经验，幻想美好未来，甚至单位之间的人情世故等也要睡前分析一下。结果越想越兴奋，就会辗转反侧无法入睡，久而久之便形成恶性循环，引起失眠。所以应该改变这种影响睡眠的坏习惯，把一切事情放下，轻松上床睡觉。

另外，推荐强脑力劳动者常做下面的保健操，有助于调节大脑功能，防治神经衰弱。

1.坐在椅子上，手按着头部，并用力把背伸直，然后将自己的头往前，胸部放松，如此反复进行5次，可以舒展头部、肩部、上背部的肌肉，以消除疲劳。

2.分别用双手敲打自己的肩膀、头背、腰部，如此各敲打5次，这样可以缓解肩颈部的肌肉紧张，消除疲劳，还可以促进头部的血液循环。

3.手臂从侧方往下伸，头向后弯；然后手臂再向后伸，同时头向前弯，如此上下反复做5次，这样可以促进肌肉的活动及头部的血液循环。

4.手臂向上伸,然后再像扔东西那样轻松地放下,同时肩部也要放松,如此反复做5次,可以舒展肩膀和手臂的肌肉,以消除这些部位的疲劳。

5.放松自己的脖子,头分别向前、后、左、右弯曲,如此各做数次,可以促进头部的血液循环,以消除该部位的疲劳。

6.背靠着椅子伸直,然后把手臂前后摇摆5~6次,这样可以缓解肩关节和手臂肌肉的紧张,减轻疲劳。

总之,既然脑力劳动者无法避免容易接触诱发失眠的因素,最好就要主动去掌握一些怎样预防这一类失眠的方法,这样不仅有利于平时的工作,也有利于身体健康。

第六章 | 今夜你为什么失眠

细节决定睡眠质量

良好的睡眠不仅能保证高质量的工作，更有利于身体健康，有时候影响睡眠质量的就是一些细小的事。

戴"表"睡觉

有的人喜欢戴着手表睡觉，这不仅会缩短手表的使用寿命，更不利于健康。

戴"牙"睡觉

一些人习惯戴着假牙睡觉，往往睡梦中不慎将假牙吞入食道，假牙的铁钩可能会刺破食道旁的主动脉弓，引起大出血甚至危及生命。因此，戴假牙的人临睡前最好取下假牙清洗干净，既有利于口腔卫生，又可安全入眠。

戴"罩"睡觉

根据一项调查发现，5000多位女性中，每天戴文胸超过12个小时的女人，罹患乳腺癌的可能性比短时间戴或根本不戴文胸的人高出20

倍以上。女人戴文胸是为了展示美或保护乳房，而晚上睡觉就没有这个必要了。

带"机"睡觉

有的人为了通话方便，晚上睡觉时将手机放在头边。各种电子设备，如电视机、电冰箱、手机等在使用和操作过程中，都有大量不同波长和频率的电磁波释放出来，形成一种电子雾，影响人的神经系统和生理功能的紊乱，虽然释放量极微，但不可不防。

带"妆"睡觉

有些女性尤其是年轻女性，往往在睡觉前懒得卸妆。须知，带着残妆睡觉，会堵塞肌肤毛孔，造成汗液分泌障碍，妨碍细胞呼吸，长时间下去还会诱发粉刺，损伤容颜。所以，睡前卸妆洗脸很有必要，可以及时清除残妆对颜面的刺激，让肌肤得到充分呼吸，不仅可保持皮肤的润泽，还有助于早入梦乡。

第六章 今夜你为什么失眠

面对面睡觉有什么不好

在日常生活中，夫妻之间、母子之间面对面睡觉是很常见的，因为这种睡姿可表达夫妻间的恩爱和母亲对孩子的关心。其实，这种睡法是不卫生的，不利于双方的身体健康。

1.面对面睡觉，会吸入对方呼出的废气。人呼出的废气中含有大量的二氧化碳和代谢废物，睡眠时若长时间吸入的话，会使体内废气增多，且影响大脑摄入充足的氧气，从而抑制睡眠中枢的兴奋，使人难以进入深度睡眠。因睡眠中枢兴奋受到抑制而出现的疲劳，其恢复过程比较缓慢，使人常会出现易醒、多梦等现象，醒后仍感到昏昏沉沉、萎靡不振，久而久之，甚至会导致失眠。

2.面对面睡觉时身体总是保持同一姿势，这使身体的某一部位总是处于受压过度的状态，致使该部位产生酸麻现象，血液循环不畅，容易使人惊醒而影响睡眠。另外，若身体不能随时调整到最舒适的体位，则易产生疲劳感，一觉醒来非但不觉得体力恢复、精力充沛，反而会感到腰酸背痛、疲劳不堪。

3.面对面睡觉，一方稍微一挪动身体，另一方就容易从睡梦中惊醒，相互干扰，频频中断睡眠，也容易导致失眠。

如果不想分开睡，建议一方采取仰卧位，另一方可将头靠在对方肩部，这样不会相互吸入对方呼出的废气。

摆脱失眠
Baituo Shimian

性生活不和谐是女性失眠的重要原因

睡眠是人正常的生理需求，深沉、甜美的睡眠是每个人所希望拥有的，不过任何人在其漫长的一生中，都难免会遇到失眠的现象。精神、创伤、药物、浓茶也可能导致失眠。那么，性生活不和谐、不完美是否也会导致失眠呢？回答自然是肯定的。

美国生理学家曾经进行过调查，结果发现，性生活不完美是一些人失眠的重要原因。当一个人正处于性欲旺盛时期而又长时间得不到满足时，神经系统便处于高度的亢奋状态，焦虑不安、烦躁，于是失眠便接踵而来。这一点在女性身上表现得更加突出。这是因为男女性欲、性高潮和性欲消退在时间上都有较大的差距。

男性的性欲能很快激发，并在整个性交过程中可以很快地达到性高潮，性高潮过后性欲又可以很快地消退。因此，男性只要一旦达到了性高潮（哪怕是手淫之后）就可以很快地安然入睡。但是女性则不同，女性的性欲需要一个较长的发动过程，"平台期"也较长，即使达到了性高潮之后性欲的消退也是缓慢的，所以女性在性交过程中比男性更难达到完美和谐的程度，这样，女性更容易发生失眠。因此，美国心理学家提出，缺少正常的性生活或性生活不和谐、不完美是女性失眠的重要原因。

因此，完美和谐的性生活对睡眠具有促进作用。因为热情奔放的

第六章 | 今夜你为什么失眠

性行为过后,紧张激动的身躯得以放松,肌肉在满足之后的疲倦中得以舒展,心灵在愉悦的飘荡之后得以放松。因此,夫妻俩需共同享受性生活带来的美妙体验,然后再同衾共枕,一同进入梦乡。

摆脱失眠

男性性生活后，不宜倒头就睡

一般情况下，性生活宜在睡前进行。因为性生活是需要消耗体力的，睡前完成性交会使体力在一夜睡眠中得到恢复。同时，完美和谐的性生活对睡眠极为有利。不过，提醒男性朋友们在性生活后，切忌倒头就睡。这样做不仅容易引起女性的不悦，也会使得射精后的疲劳感持续到第二天，甚至让人腰酸背痛。

夫妻在性生活时，从双方性兴奋开始到性高潮结束，通常情况下的持续时间是5~20分钟，当然也有比这时间长的。在进行性生活时，人体交感神经处于高度紧张状态，人体各种激素尤其是性激素分泌旺盛，不仅双方性器官处于高度充血状态，而且从性兴奋期到高潮期，身体的许多组织也参与了这一特殊生理过程，如心跳加快、血压升高、呼吸加深加快、全身皮肤和血管扩张、排汗增加等。因此，在这一过程中，机体的能量消耗明显增加，代谢增强。

男子在性生活后之所以有疲劳感，大多是由于射精时，神经兴奋紧张，射精后神经和脊髓反射神经松弛而导致的。对年轻人而言，由于神经灵敏活跃，因此恢复得很快，有的甚至马上恢复。而上了年纪的人，神经反应迟钝，恢复的时间相对较长，如果射精后立即入睡，引起疲劳的反射功能继续松弛，疲劳感就难以消失。

第六章 | 今夜你为什么失眠

总之，性生活后不要马上睡觉。正确的做法是，起身继续做一些日常生活中的事情，或看会儿电视，或和妻子情话绵绵一段时间，或喝点儿水，让因性交刺激而变得迟钝的反射神经顺利恢复后再入睡。

摆脱失眠
Baituo Shimian

不要轻易改变你的生物钟

人体的睡眠与觉醒是由生物钟来调节的,如果人的生物钟出现紊乱,就会导致失眠。

人的生命过程是复杂的,又是奇妙的,它无时无刻不在演奏着迷人的"生物节律交响乐"。这就是通常人们所说的生物钟。生物钟也叫生物节律、生物韵律,指的是生物体随时间作周期变化的生理、行为及形态结构等现象。

科学家发现,生物钟是多种多样的,就人体而言,已发现一百多种。生物钟对人体健康的影响是非常大的。人是以一昼夜为周期进行作息,人体的生理指标,如体温、血压、脉搏,以及人的体力、情绪、智力、妇女的月经周期,体内的信号,如脑电波、心电波、经络电位、体内电磁场的变化等,都会随着昼夜变化作周期性变化。生物钟紊乱的时候,人类甚至所有生命就容易生病、衰老或死亡。

生物机体的生命活动也以一定的周期按一定的时间顺序周而复始地发生变化,这便是生物节律。时间生物学主要研究生物体活动或与行为有关的内在的生物节律,包括睡眠、生理功能、内分泌等的周期性变化,"睡眠—觉醒"节律是生物钟在机体活动中的表现形式之一,"睡眠—觉醒"节律改变,就会导致失眠。

有人的生物钟几十年都是相对稳定的,健康状况是良好的,而生物钟一旦被打破,较长时间处于紊乱状态,就会产生各种各样的不适

第六章 | 今夜你为什么失眠

或疾病，有的甚至危及生命。

据说，欧洲名酒威士忌的商标是一位长寿老年人的头像，这位老年人活了152岁。当时，英国国王想见这位长寿老人，就请他到皇宫来吃喝玩乐，以示隆重款待，谁知，由于生活规律被突然改变，一周后老人不治辞世。

在我们的生活中，也有一些健康老年人，几十年如一日，终日劳作，有一天，由于儿女的孝顺，让他休息"享清福"，结果不是周身不舒服，就是一病不起。有的刚退休的老年人，身体状况反而不如上班的时候，这些都是与生物钟突然改变有关。

我们认为，年轻人要及早认识、发现和掌握自己的生物钟，然后逐步顺应它，使之发挥良性效果。老年人要保持好几十年形成的生物钟，不要轻易改变它，免得引起生物钟紊乱而影响身心健康，引发失眠。孝顺的儿女们，也不要轻易让老年人迁就你们的"孝心"。据调查，在一家老年人保健康复中心里，好几位九旬老年人在家的时候身体状况、精神状态都很正常，儿女送他们到中心是让他们得到良好的医疗保障，但结果，这几位老年人都是不到半个月就"无疾"而终。这或许与老年人的生物钟被改变有关系，我们无法深究。

不过，我们相信，认识生物钟、掌握生物钟、顺应生物钟对维护和增进人们的身心健康以及睡眠是有很大帮助的。

一天中人体的各种生理波动一般如下：

1点钟：处于深夜，大多数人已经睡了3~5小时，由入睡期—浅睡期—中等程度睡眠期—深睡期，此时进入有梦睡眠期。此时易醒/有梦，对痛特别敏感，有些疾病此时易加剧。

摆脱失眠
Baituo Shimian

2点钟：肝脏仍继续工作，利用这段人体安静的时间，加紧产生人体所需要的各种物质，并把一些有害物质进行清除。此时人体大部分器官工作节律均放慢或停止工作，处于休整状态。

3点钟：全身休息，肌肉完全放松，此时血压低，脉搏和呼吸次数减少。

4点钟：血压更低，脑部的供血量最少，肌肉处于最微弱的循环状态，呼吸仍然很弱，人容易死亡。此时全身器官节律仍放慢，但听力很敏锐，易被微小的动静所惊醒。

5点钟：肾脏分泌减弱，人体已经历了3～4个"睡眠周期"（无梦睡眠与有梦睡眠构成睡眠周期），此时觉醒起床，很快就能进入精神饱满状态。

6点钟：血压升高，心跳加快，体温上升，肾上腺皮质激素分泌开始增加，此时机体已经苏醒，想睡也睡不安稳了，此时为第一次最佳记忆时期。

7点钟：肾上腺皮质激素的分泌进入高潮，体温上升，血液加速流动，免疫功能加强。

8点钟：机体休息完毕而进入兴奋状态，肝脏已将身体内的毒素全部排尽。大脑记忆力强，为第二次最佳记忆时期。

9点钟：神经兴奋性提高，记忆仍保持最佳状态，疾病感染率降低，对痛觉最不敏感。此时心脏开足马力工作，精力旺盛。

10点钟：积极性上升，热情将持续到午饭，人体处于第一次最佳状态，苦痛易消。此时为内向型性格者创造力最旺盛时刻，任何工作都能胜任，此时虚度实在可惜。

第六章 | 今夜你为什么失眠

11点钟：心脏照样有节奏地继续工作，并与心理处于积极状态保持一致，人体不易感到疲劳，几乎感觉不到大的工作压力。

12点钟：人体的全部精力都已调动起来。全身总动员，需进餐。此时对酒精仍敏感。午餐时"一桌酒席"后，下午的工作会受到重大影响。

13点钟：午饭后，精神困倦，白天第一个阶段的兴奋期已过，此时感到有些疲劳，宜适当休息，最好午睡半个小时至1个小时。

14点钟：精力消退，是24小时周期中的第二个低潮阶段，此时反应迟缓。

15点钟：身体重新改善，感觉器官此时尤其敏感，人体重新走入正轨。工作能力逐渐恢复，是外向型性格者分析和创造力最旺盛的时刻，可持续数小时。

16点钟：血液中糖分增加，但很快又会下降，医生把这一过程称为"饭后血糖升高"。

17点钟：工作效果更高，嗅觉、味觉处于最敏感时期，听觉处于一天中的第二高潮。此时开始锻炼比早晨效果好。

18点钟：体力活动的体力和耐力达一天中最高峰，想多运动的愿望上升。此时痛感重新下降，运动员此时应更加努力训练，可取得好的运动和训练成绩。

19点钟：血压上升，心理稳定性降到最低点，精神最不稳定，容易激动，因小事就可引起口角。

20点钟：当天的食物、水分都已充分储备，体重最重。反应异常迅速、敏捷，司机在此时处于最佳状态，不易出事故。

21点钟：记忆力特别好，直到临睡前为一天中最佳的记忆时间（第四次，也是最高效时）。

22点钟：体温开始下降，睡意降临，免疫功能增强，血液内的白细胞增多。呼吸减慢，脉搏和心跳降低，激素分泌水平下降。体内大部分功能趋于低潮。

23点钟：人体准备休息，细胞修复工作开始。

24/0点钟：身体开始其最繁重的工作，要更换已死亡的细胞，再生新的细胞，为明天做好准备。

第六章 | 今夜你为什么失眠

烟、酒、药物导致的失眠

烟、酒、药物都会对人的中枢神经产生兴奋作用，从而影响睡眠质量。

嗜烟

近年来，临床研究结果证实，尼古丁低浓度时可有轻度镇静和松弛作用，但浓度过高可引起唤醒而影响睡眠。

"吸烟有害健康"，这不只是一句标语，很多失眠患者长期不愈就与他们有吸烟习惯、无法戒烟有关。有人对吸烟者与不吸烟者做了一个研究，发现吸烟者晚上从上床到入睡的时间比不吸烟者延长18.8分钟，而在戒烟5天后，夜间醒着的时间平均缩短45.6分钟。由此可见，吸烟确能导致失眠。

各种烟草中都含有尼古丁，研究发现，小剂量尼古丁有轻度的镇静和放松作用，但高浓度尼古丁的作用类似于咖啡因，具有兴奋作用，可促进肾上腺素的释放，刺激中枢神经系统，使人血压上升、呼吸加速、神经兴奋、心率加快，身体状态呈现出与人休息时的相反情况，起到唤醒的作用，增强警觉度，使人难以入睡，夜间易醒。

吸烟者呼出的一氧化碳会使人感到头痛、倦怠，工作效率下降，更为严重的是，他们吐出来的冷烟雾中，烟焦油和烟碱的含量非常大，渗入肺部后容易造成肺部病变，所以吸烟者往往咳嗽严重、呼吸不畅，这也是他们夜间失眠的促成因素之一。

吸烟严重者，在午夜因出现戒断症状而醒来。长期吸烟会让人产生躯体依赖和精神依赖，也就是人们常说的戒断反应，即停止吸烟后数十分钟到数小时便开始想吸烟，并感到坐立不安、烦躁、心神不宁、手足无措，继而出现头痛、心悸、乏力、腹部不适、恶心、腹泻、精神萎靡、注意力难以集中、爱发脾气、困倦及失眠等。

可见，吸烟有害健康的同时也有害睡眠。所以为了保证自己的高质量睡眠，建议有吸烟嗜好的失眠者应当尽快戒烟，烟瘾较大、一时不能戒烟者，在上床前1小时内不要吸烟。

尽早戒烟，远离失眠。

酗酒

饮酒也是引起失眠的常见情况之一。酒精的作用是先使人昏昏欲睡，表面上似乎对睡眠有益，实际上却可以干扰睡眠结构，使睡眠变浅，也使睡眠变得断断续续。

饮酒后引起的这种催眠效应持续时间很短暂，通常只有3～4小时就会消失，待催眠效应消失后常会出现报复似的反跳性失眠或噩梦频频，同时伴有心跳加快、呼吸急促等交感神经兴奋的不适症状。

慢性嗜酒者的睡眠脑电图表现为中途多次觉醒，睡眠阶段的转换频率加快，快波睡眠量减少或完全消失，以及早醒。（快波睡眠：是一个睡眠的阶段，眼球在此阶段时会快速移动。在这个阶段，大脑神

第六章 | 今夜你为什么失眠

经元的活动与清醒的时候相同。多数在醒来后能够回忆栩栩如生的梦都是在快波睡眠发生的。它是全部睡眠阶段中最浅的,在快波睡眠时醒过来的人,会不同于在其他睡眠阶段的情形,而是充满警觉心并且精神饱满。)

长期饮酒的人往往为追求催眠效果,越来越加大饮酒量,最后饮酒量过大,接近麻醉量,有时还可能造成意外死亡,特别是在服用安定类药物时,再加上醉酒较易发生猝死。

酗酒者对酒精发生依赖现象后,一旦停饮可能会产生焦虑不安、幻觉、震颤、抽搐及睡眠障碍等戒断症状。意识模糊、恐怖的幻觉或错觉、严重的不协调性精神运动性兴奋;躯体症状有粗大震颤、大汗、心跳加速及血压波动等,晚上失眠而白天可表现为兴奋躁动,也可表现为嗜睡。如不及时处理,可因衰竭致死。

另外,长期饮酒可导致脑内神经细胞损害,就可能造成慢性失眠,加之酒精极易损害肝脏,最后可导致肝硬化,这些都能使睡眠恶化。

酗酒者因患其他疾病而住院时,由于住院环境的限制,有时还加上疾病带来的不思饮食,往往会暂时中断多年习以为常的饮酒习惯,这就有可能引起一系列的戒断症状,包括失眠。所以,少饮酒也是防治失眠的有效措施。

药物

凡是对中枢兴奋作用强的药物均能不同程度地影响睡眠,睡前饮

摆脱失眠 Baituo Shimian

用茶和可乐等含有咖啡因的饮料，也能使人过度兴奋而迟迟不能入睡。那些习惯在安静环境下才能入睡的人使用咖啡因后很容易失眠。

长期服用镇静催眠药物的人，多数可发生药物依赖现象，有些药物常可成瘾，从而导致顽固的睡眠障碍。这类患者往往药物剂量越用越大，停药或减药时便出现更严重的失眠。还有一些用于治疗其他疾病的药物，其不良反应也会影响睡眠，诸如抗抑郁药物中的丙咪嗪和单胺氧化酶抑制剂，某些降压药、抗癌药物、抗癫痫药物、抗心律失常药物、口服避孕药、甲状腺制剂、糖皮质激素等，均可干扰睡眠。所以，在使用可能引起失眠的药物时要尽量避免在晚间使用，若必须在晚间使用时，可合用适量地西泮（安定）类药物。

经大量临床应用观察发现，易导致失眠的药物主要有以下几种。

降压药

如用量不当会造成夜间低血压，引起失眠。可乐静、甲基多巴等降压药不仅可以引起失眠，还能造成抑郁症，进而导致更严重的失眠。此外，β受体阻滞剂也有可能造成失眠。

感冒药

有些感冒药含有金刚烷胺，这是一种抗病毒药物，但有些患者服药后会出现精神症状，表现为兴奋、烦躁，一些患者因此无法入睡。另外，有些感冒药也含有吲哚美辛（消炎痛），后者还可被用作止痛药，也有可能导致失眠。

氨茶碱

许多哮喘患者需要服用氨茶碱预防哮喘复发，但这类药物在结构

第六章 | 今夜你为什么失眠

上属于茶碱类物质,具有兴奋中枢神经系统的作用,少数患者服药后会出现兴奋、失眠的症状。

利尿药

尤其是联合用药,可引起夜间多尿和缺钾,也可导致心血管节律性障碍而引起失眠。

抗心律失常药

如双异丙吡胺、盐酸普鲁卡因酰胺等,可影响夜间睡眠质量。

抗抑郁药

如盐酸去郁敏、去甲替林、普罗替林和老年人常用的氯丙嗪、丙咪嗪等抗抑郁药均可引起失眠;三环抗抑郁剂如阿米替林、多虑平等,可引起夜间烦躁不安和精神错乱。

抗胆碱药

特别是治疗帕金森病和震颤的药物。

除了上述药物外,甲氰咪胍、甲状腺制剂过量,异烟肼、麻黄素、可的松和中药中的鹿茸、人参等都可引起失眠,患者也要提高警惕。

不睡觉法，适合躺下就清醒的人

这种办法似乎很不人道，"本来我就苦于睡不着觉，身心疲惫，你干吗还让我不睡觉？"但它是解决失眠最好的办法，这种办法对"夜猫子"型的失眠症不适用，因为他本来还没到睡觉的时间嘛！"不睡觉"，就是告诉自己不瞌睡就不能睡觉。具体的做法是：

1.在想睡觉的时候才上床。

2.如果10～15分钟没有睡着，立刻下床，看书或看电视，或把你脑子里停不下来的思维写下来，如果没有睡意，就不要停止；如果再次上床仍无法入睡，那么再下床，专心地重复去做刚才的事情。

3.不管晚上睡得如何，早上都按时让闹钟叫醒自己。

4.白天不准打盹儿，就算瞌睡了，也要告诉自己到晚上睡觉的时间才可以休息。

第六章 | 今夜你为什么失眠

专注法，适合想象力丰富的人

入睡慢或失眠的人在睡前总有一个期望或担心，期望自己快点儿睡着，担心自己又失眠。其实这都是不良暗示，无异于反复对自己说，我还没睡着。

所以，针对这种情况，不妨让自己在睡前的这段难熬时刻，做这样一件事情——专注地让脑子去想一个问题。这个问题可以是构思给某人写一封长信，也可以是编造一个长长的故事，或者想象自己在一个喜欢的环境里散步，捕捉你在此境中的听、嗅、触、味、视觉感受等。如果你在这个过程中不知不觉地睡着了，第二天便可继续你前一天未完成的想象。

缓慢数数法，适合希望省劲的人

单调的重复刺激，可以使人快速地进入睡眠。此法已为催眠实验所证明。"1……2……3……4……"缓慢而又单调的重复，就像是催眠师在对你说"放松……再放松……越来越放松……你已经完全地放松了……"一样。

这种方法可以使你在这种单调的重复刺激中入睡。

规则法，适合严于律己的人

这种方法适合自律性较强的人，因为"规则法"一旦实施就必须严格遵守。

1.定好起床时间，不管工作日还是假期。

2.记一份睡眠日记，包括睡眠质量、睡前姿势、影响睡眠原因等，优点发扬、缺点加以改进。

3.找出一些睡前必做的事，使自己手脚忙碌起来。如检查门窗是否关好、洗漱、准备好明天出门的衣服和用具、想出自己最喜欢的睡姿等。

4.在晚上6点之前的任何时间内，为自己安排一次适当消耗体能的体育运动。

5.取消午睡，在晚上6点后不喝酒、不喝咖啡，当然能不吸烟更好。如此规则，是确保你能顺利进入梦乡所必需的。

限制法，适合在床上过于浪费时间的人

有些失眠的人为了保证自己能有充足的休息，增加了躺在床上的时间，企图来挽回失眠给自己带来的损失。但躺在床上到睡着，耗费了3小时，最后也只睡了不到5小时。对于这类人，可以采用限制法来改善自己的睡眠。方法如下。

1.计算出自己实际的睡眠时间，确保你在床上的时间与睡眠时间相等（用2周时间来测算）。

2.确定睡眠时间后，在一个月内每天必须睡够你的实际睡眠时间，不得超出这个时间，即使有时想提早上床。

3.如果你在1~2周内都能睡够实际睡眠时间，可以奖励自己在床上多待10分钟；如果能继续保持，那么再次奖励自己在床上多待15分钟。此后仍能保持，则继续奖励自己在床上多待15分钟，每次奖励的限度不可超过15分钟。最后，直到你认为达到自己最佳的睡眠时间为止。

4.如果在一个月内，你仍是床上时间大于睡眠时间，则需重新计算你的实际睡眠时间。

第六章 | 今夜你为什么失眠

图画意象法，适合"夜猫子"型的人

按时就寝，闭上眼睛，想象出一片夕阳西下的草原，光线渐渐暗了下来，接着看（想）到草原上出现了一些动物，这些动物有白天活动的，也有夜间活动的。先看夜间活动的动物，可能它们此时比较兴奋，然后看白天活动的动物，此时它们已经昏昏欲睡了。再接着，想象夜间活动的动物们渐渐跑到了远处，离开了你的视野，然后把注意力转移到昏昏欲睡的动物们身上，去找它们懒洋洋地、舒服地卧在草丛中的感觉，一动都不想动的感觉。这样坚持做1~2周，作息时间就会倒过来。

对于上述方法，必须经过一番练习和摸索之后，才能确定哪一种方法更适合你。比较保守的预测是，每种方法想要显出效果，都至少需要5周以上的努力。

摆脱失眠
Baituo Shimian

搞懂"数羊"入眠法的真谛

失眠的夜晚，人们常常会使用不知何时开始流传的"数羊"方法，希望借此可以快速进入睡眠状态，结果却反而使失眠者过于专注具体数了多少数字而难以入睡。

英国牛津大学的一个研究小组将50多名失眠症患者平均分成三组进行对比实验。研究人员让第一组受试者在入眠前幻想一些平和放松的景象，如秀美的瀑布或者节假日的情景，而第二组受试者则采用传统的"数羊"方法，对第三组受试者则没有任何指导，任其自由思考。

平均实验结果表明，第一组受试者比平常约快20分钟进入睡眠状态，而其他两组受试者则都要比平常入睡速度略慢一些。

结合数数催眠法，重复、放松、缓慢的节奏，才是"数羊"入眠法的真谛。

笑话链接——《数羊的后果》

有一对夫妇经营着牧场，由于过度操劳，丈夫患上了失眠症，常常整夜睡不着觉。于是妻子告诉他，睡不着觉时就躺在床上默默地数羊，便会慢慢地睡着。他依法试了，仍不奏效。

"你准是太心急了，必须一心一意地数，并且数到一万才会有效。今晚你再试试。"

第二天早晨，妻子问丈夫昨晚数羊是否睡着了。丈夫恨恨地说："仍是一夜没睡！我数完了一万只羊，剪了羊毛，梳刷妥当了，纺织成布，缝制成衣，运往美国，全都卖出去了，整笔买卖赚了300万元！但我仍是一夜没睡！"

第七章

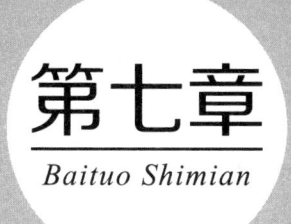

Baituo Shimian

适应环境 享受睡眠

环境的改变，会使人产生生理上的反应，如乘坐车、船、飞机时睡眠环境的变化，卧室内强光、噪声、过冷或过热等。有的人对环境的适应性强，有的人则非常敏感、适应性差，环境一改变就睡不好，出现这种情况该如何处理呢？看完本章，或许你就有答案了。

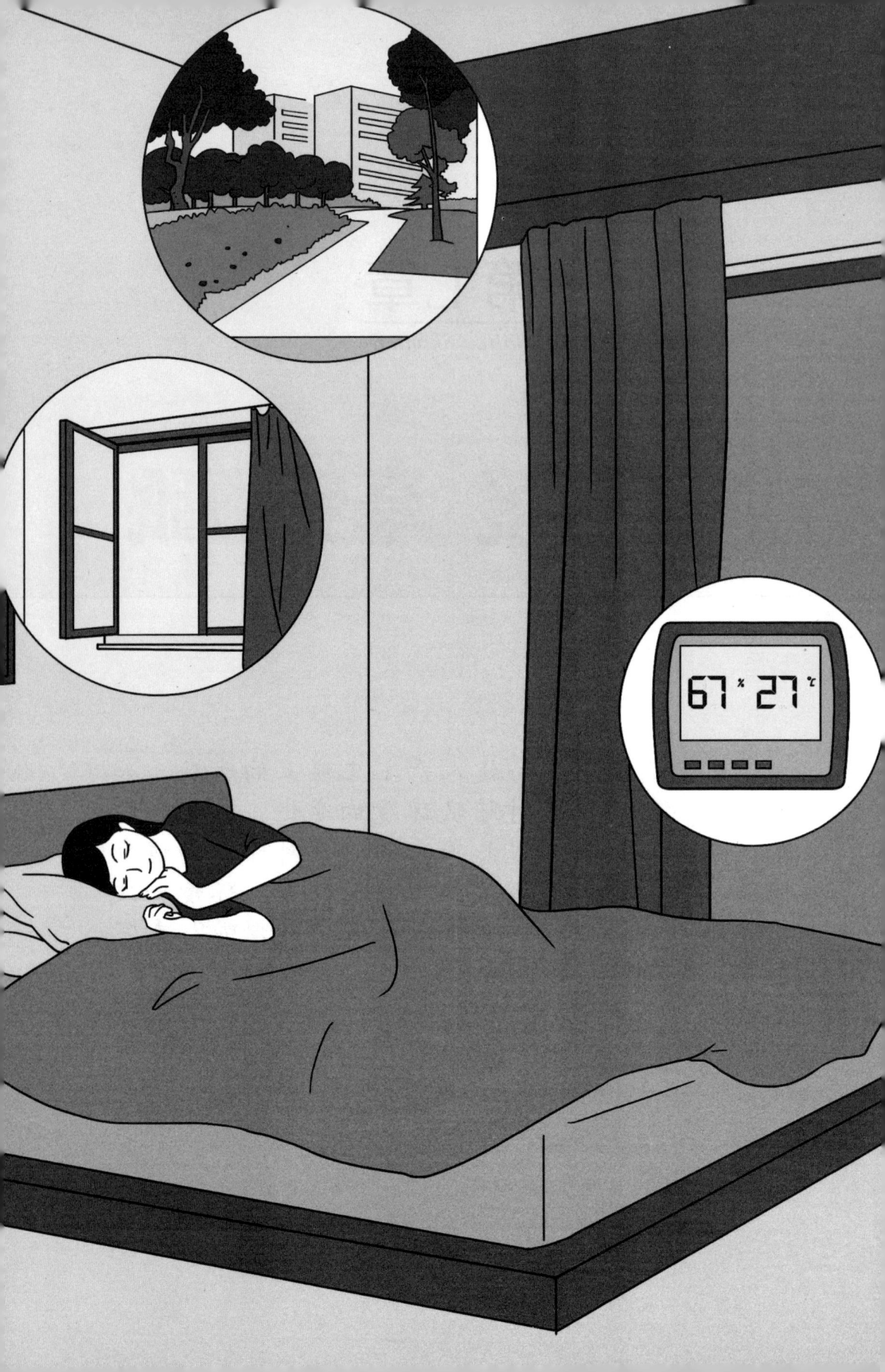

第七章 | 适应环境 享受睡眠

引起失眠的自然环境有哪些

自然环境对失眠的影响，包括温度、湿度变化过大，附近有机器、喇叭等噪声的发出，不利于睡眠的花卉及特殊气味；房间内色彩不协调、光线过强、通风不良；床过软或过硬，枕头高度不合适；等等，都会引起人体的不适，引发环境性失眠。

影响睡眠的环境因素主要有以下几项：

温度

卧室的温度在20～24℃，是睡眠的舒适温度。

声响

安静无噪声的环境容易使人入睡。实验证明噪声超过35分贝就难以入睡，长期受噪声干扰的人容易出现"噪声烦恼症"。

气味

卧室保持天然无味无臭，是最适合睡眠的环境。

光线

　　一般人喜欢在黑夜中睡觉，但有些人喜欢在柔和或较淡的光线下睡觉。

空气

　　空气清新，通风良好，容易使人入睡。

床具

　　床具合适与否与睡眠有重要的关系。

第七章 | 适应环境 享受睡眠

干扰睡眠的噪声

睡眠和觉醒是生命活动所必需的。肢体只有在觉醒状态之下才能进行各种活动。睡眠可使大脑得到休息，精神和体力得到恢复。因此，确保睡眠是获得健康的一个重要因素。

一般正常的睡眠过程是从清醒、入睡到深睡，在这个过程中脑电波会从A期、B期，依次到达E期，然后，脑电波又朝向相反的方向去发展，重新呈现B期。在B期出现后，脑电波又朝向C期、D期、E期方向去发展。如此，周而复始地形成有规律的周期性变化。

这样的周期性变化，在一夜过程中出现3~5次。每一周期的顶峰，都是重新呈现B期的脑电波。但是，每一周期所达到的最大睡眠深度，在接近天亮时逐渐变浅，不再到达E期。

然而，噪声会影响人的睡眠质量和睡眠时间。特别是老年人和疾病患者，对噪声的干扰比较敏感。由实际观察可以看出，连续性噪声会加快从熟睡到浅睡的回转，使人多梦而熟睡时间缩短。至于突然的噪声，更会使人惊醒。

一般而言，40分贝的连续性噪声，会使10%的人受到影响，70分贝的噪声会使50%的人受到影响；40分贝的突然噪声可使10%的人惊醒，而60分贝的突然噪声可使70%的人突然惊醒。睡眠受到噪声的干扰时，体力和精力都得不到充分的恢复。如果这种情况持续下去，则工作效率和健康都会受到影响。

失眠的"花卉疗法"

"花卉疗法"是指通过间接的方法来改善睡眠。它主要通过栽培（体力消耗）、欣赏花卉（鼻闻花香、品尝花肴等），继而起到提高睡眠质量的一种治疗方法。它的机制表现在以下方面：

1. **栽培花卉的运动作用**：栽培花卉是一种运动或体力劳动。栽培花卉时，需要翻土、刨地、运肥；等到花卉出土，就要浇水、施肥、剪枝。这些都是运动，有利于锻炼身体，舒筋活血，更有利于健康和睡眠。

2. **种花赏花的调节作用**：在庭院内外种花、养花，可以美化环境、净化空气。花卉的色彩缤纷、千姿百态，能使人赏心悦目、消除紧张、缓解疲劳、调节神经、安定心神而促进睡眠。

3. **花卉香气的开窍作用**：花卉的香气回溢，给人带来愉快、高兴、陶醉、活力、希望、放松、舒畅和清醒的作用。不同的花卉可产生不同的香气，气味通过嗅觉神经传递到大脑，能产生"沁人心脾，开窍醒脑"之效，并使全身气血流畅，心舒意爽，自然可调节人体的各种生理功能。

4. **花卉菜肴的营养、催眠作用**：中医向来有药食同源的说法。用花卉作菜肴，其色艳味美，有很好的催眠作用。

天竺葵、菊花、牡丹、向日葵、茉莉花等均有镇静催眠作用，是治疗失眠的好花卉。

第七章｜适应环境 享受睡眠

薄荷花、菊花、茉莉花对思虑型失眠有效。

兰花、莲花的香味使人温顺，对多梦、烦躁、易怒型失眠效果不错。

牡丹花、桃花、梅花、黄花、紫罗兰、桂花、迎春花则针对伴有抑郁的失眠有效。

另外还有：龟背竹、美人蕉、石榴、石竹、海桐、蔷薇、稚菊、菊花、铁树、吊兰、芦荟等，都对失眠有辅助疗效，适合失眠患者养植。

失眠患者不宜养哪些花卉

有些花卉容易引起胸闷、频发噩梦,夜间不宜放在室内;有些花卉可能引起或加重失眠症状,失眠患者不宜养植。

月季花,容易使人胸闷、憋气,严重的使人呼吸困难。

紫荆花,花粉容易诱发哮喘,或使咳嗽加重。

夜来香,夜间散发强烈香味,加重失眠症、高血压、心脏病的病情。

兰花和玫瑰,香味使人兴奋,引起失眠。

圣诞红和万年青,散发的气味不利于睡眠。

洋绣球,如果接触其散发的微粒过久,皮肤会过敏发痒,使人难以入睡。

另外还有一些有毒花卉也不可放在卧室内,如夹竹桃、含羞草、黄杜鹃等。

第七章 | 适应环境 享受睡眠

睡眠朝向影响睡眠质量

睡眠质量的好坏与房屋的朝向没有什么关系,但与睡眠朝向有关系。

头朝南或北睡眠,有益于健康。地球是一个大磁场,磁力线贯穿南北。人体内的水分子犹如一根小小的指南针,在地球磁力线的作用下不停摆动。当水分子的两极朝向与地球南北磁力线方向相同时,水分子就停止摆动趋向稳定;当水分子两极朝向与地球南北磁力线不同时,水分子就不稳定。如果人是南北睡向,那么水分子朝向、人体睡向和地球南北磁力线方向三者一致,人最容易入睡,睡眠质量也最高。

人体的血液循环系统中,主动脉和大静脉最为重要,其走向与人体的头脚方向一致。人体处于南北睡向时,由于主动脉和大静脉也处于南北方向上,加上水分子也在南北方向上排列整齐,因此以水分为主要成分的血液流动最为顺利和畅快。所以,南北睡向具有一定的防病和保健功能。

摆脱失眠
Baituo Shimian

旅游中如何避免失眠

在旅游中,睡眠是一个非常重要的方面。懂得正确的睡眠方式,了解睡眠禁忌,能使旅游者得到更好的休息。

忌仰卧

仰卧时,舌根部往后坠会影响呼吸,易发生鼾声,若手放在胸口会压迫心肺,导致噩梦。最理想的睡姿是右侧屈膝而卧,此方法可使全身肌肉松弛,血流增多,呼吸通畅。

忌睡前思绪万千

睡前必须静心思睡,不可忧虑烦恼,否则会导致失眠。睡前可翻翻书报,听听轻音乐。

忌饮酒饱食

睡前饮食过多,肠胃撑胀,消化障碍,影响睡眠。睡眠时血液流动缓慢,过多摄入高脂肪、高胆固醇食物,容易发生动脉硬化、高血压、冠心病和肥胖症。

第七章 | 适应环境 享受睡眠

忌交谈

睡前说话会使思维兴奋，大脑不得安宁，入睡困难，导致失眠。

忌开灯睡觉

人面对强光不仅影响入睡，还能导致入睡不深，易醒、做梦。

忌蒙头睡

这样会使人吸入大量二氧化碳，甚至发生呼吸困难和窒息。

忌迎风睡

睡眠中不能长时间吹电风扇。人在睡眠时生理功能较低，抵抗力较弱，易生病。

忌张口呼吸

张口呼吸，空气未经鼻腔"过滤"处理，冷空气及含有污物的气体直接刺激咽喉，容易引起咳嗽、发生感染。

忌睡中忍便

憋尿忍便对人体有害，也影响睡眠。睡前排空大小便，减少粪便的刺激，有预防疾病、延年益寿的作用。

忌睡懒觉

近年研究发现，睡眠过多会影响人的寿命。一般睡眠时间为8小时。

第七章 | 适应环境 享受睡眠

"出差族"要学会管理睡眠

出差的人到了目的地之后，容易受到失眠的困扰——整夜盯着天花板"数羊"，却毫无睡意。结果第二天只好黑着眼圈，无精打采地出现在重要场合，工作效率大打折扣。

如果仅靠自身调节，大部分人会在一周后，逐渐调整好时差。但是对于那些可能只出"短差"的人来说，通常没有时间花在倒时差上，因此，出差时要学会管理睡眠。以下有几种方法推荐给"出差族"。

疲劳是最好的安眠药

白天工作卖力一点，晚上让自己感到适度的疲劳，入睡会更容易。睡前最好洗个热水澡，或者用热水泡泡脚，不但有助于缓解疲劳，还能加快入睡的速度。此外，睡前最好不要去唱卡拉OK或看过于刺激的电视，以免太兴奋而导致失眠。

睡前喝杯热牛奶

洗完澡后可以喝杯热牛奶，牛奶有镇定安神的作用，从而使人安稳入睡。出差难免应酬，但晚餐吃得过饱也会影响睡眠。酒精虽能助眠，但代谢过程中它会释放一种天然的兴奋剂，会破坏下半夜睡眠，一旦醒了，很难再入睡。因此，睡前不宜喝酒。

呼吸调节法

一呼一吸为一息。呼气叫出息，吸气叫入息。所谓呼吸调节法，就是通过计数自己的呼吸，来达到心理放松、平静入睡的目的。躺在床上，全身放松，先深呼吸几次，然后开始数息，可以数入息，也可以数出息，从第一息一直数到第十息。如果数的过程中发现自己"思维迷路"了，就得从头数起。如此循环，不知不觉，已进入梦乡。

自我放松训练

躺在床上，闭眼，自然呼吸。然后把注意力集中在双手或双脚上，全身肌肉极度放松，用沉重感来体验肌肉的松弛程度。默念自我暗示的语句，如我的脚越来越沉重了、我的下肢越来越沉重了、我的全身都越来越沉重了……慢慢地，你会在这种非常舒适的沉重感体验中进入甜美的梦乡。

床头放个水果

临睡前在床头柜上放一个剥开皮或切开的柑橘或苹果，吸闻其芳香气味，可以镇静中枢神经，帮助入睡。

第七章 | 适应环境 享受睡眠

聆听平淡、安宁的音乐

舒服地躺在床上，戴上耳机，给自己的电子设备设定半小时的播放时间，聆听一些诸如火车运行声、蟋蟀叫、滴水声、春雨淅沥声之类平淡而有节律的声音，或是催眠曲等舒缓安宁的乐曲，不仅有助于睡眠，还可以建立诱导睡眠的条件反射。

出差时的注意事项

出差在外，如果躺下超过半小时还是睡不着，就赶紧起来，找本乏味的书看看，也可以适当服用一点短效安眠药或适量服用一些褪黑素。这些药物的半衰期通常只有两个半小时左右，吃完后很快就能入睡，而且醒来后没有长效安眠药物的那种宿醉反应，偶尔吃也不会对身体有害。

如果出差到海拔较高的地区，如青海、西藏等地，容易出现由于缺氧造成的失眠，此时，可以通过适当吸氧来缓解症状。此外，到了新的环境，参加当地举办的一些活动或聚会在所难免，但如果让自己过于兴奋，肯定会影响睡眠，因此生活起居还是应尽量有规律。

睡眠的"好环境"有四个因素

人睡眠质量的好坏，与环境因素息息相关。噪声、缺氧、阴暗、过分强烈的光照及环境污染等，都对睡眠不利，所以要尽量使我们所处的环境优美、安静、空气流通、光照适宜，有合适的湿度和温度，保持清洁卫生等。做好以下四个环境因素，对睡眠质量的提高有一定益处。

环境绿化好

良好的环境应该是树木成荫、绿草如茵。这样的环境，能够使人心旷神怡，精神振奋，有利于提高睡眠质量。这是为什么呢？第一，绿色植物细胞中的叶绿素，通过光合作用吸收空气中的二氧化碳，释放氧气。而人的脑组织对氧的需要量约占全身的20%。环境绿化得好，就等于增加了空气中的含氧量。空气中有充足的氧气，可使人头目清醒，心情舒畅，睡眠质量好，工作效率高，对身体健康有保健作用。第二，绿色植物能防尘，消除噪声，可以净化空气，保持环境安静，还可调节空气温度和湿度，使空气湿润，温度宜人。第三，绿化较好的环境中，除氧气含量较高外，还有大量阴离子，有助于降低血压，改善肺功能，对大脑皮层的兴奋和抑制有调节作用，从而可使人睡得香甜。

第七章｜适应环境 享受睡眠

噪声污染少

噪声不仅损伤听觉器官，对神经系统、心血管系统等其他系统也有不良影响。据研究发现，较强的噪声长时间作用后，除可导致听力下降外，还可引起头晕、头痛、耳鸣、失眠、乏力、记忆力衰退、血压波动及心律失常等症状。在脑力劳动时，嘈杂扰人的噪声会分散注意力、降低工作效率。过强的噪声还可引起鼓膜出血、神经错乱、休克乃至死亡。因此，防止噪声污染，保护环境安静，对保护人们健康的体魄，有着十分重要的意义。

采光通风好

光是人类生存不可缺少的条件，是重要的外界环境因素。光线刺激视网膜产生神经冲动，经视神经等通路到达大脑皮层。通过它的功能活动，影响机体的生理过程，物质代谢、全身的紧张状态，以及睡眠的节律等。日光还可以改善人的一般感觉，提高情绪和工作效率。因此合理的采光照明，既能保证视觉功能的需要，又有助于睡眠质量的提高。

居室通风的好坏，对于睡眠质量的影响也比较大。如果居室通风不好，空气中的二氧化碳浓度过高，往往会影响人的大脑功能，白天会使人感到疲倦，工作效率下降。入夜后污浊的空气中阳离子增多，可使人睡眠的质量大为下降，即使是熟睡也总会感到不解乏。因此我们要注意居室内的通风，最好在睡前先打开门窗让空气流通一下，然后再关上门窗睡觉。

温度湿度适宜

　　温度在18～22℃时，最有利于人的工作、生活，如果温度过高，就会影响人的大脑活动，增加机体的耗氧量。夏日的居室如果条件允许的情况下，可以安装空调或电风扇来调节室温，从而改善睡眠。空气的湿度太大或过于干燥也不利于健康，会使人感到不适，不利于正常的睡眠。如果居室的空气湿度太大，可以通过通风、光照，或安装去湿设施来调节；倘若是空气过于干燥，可以在地板上洒一些水，或在睡觉前取一盆凉水放在床头，这样能将湿度调节一下。

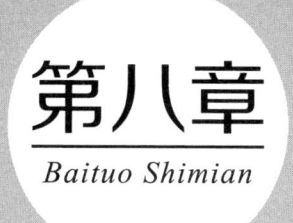

第八章
Baituo Shimian

特定失眠人群

　　每个人在某一时刻可能会失眠，但随着导致失眠的因素去除，失眠也会自然消除。而婴幼儿、青少年、孕妇、职场女性和老年人，由于生理、心理上的特殊性，很容易出现相应的睡眠问题，人群不同，应对的方案也不一样。

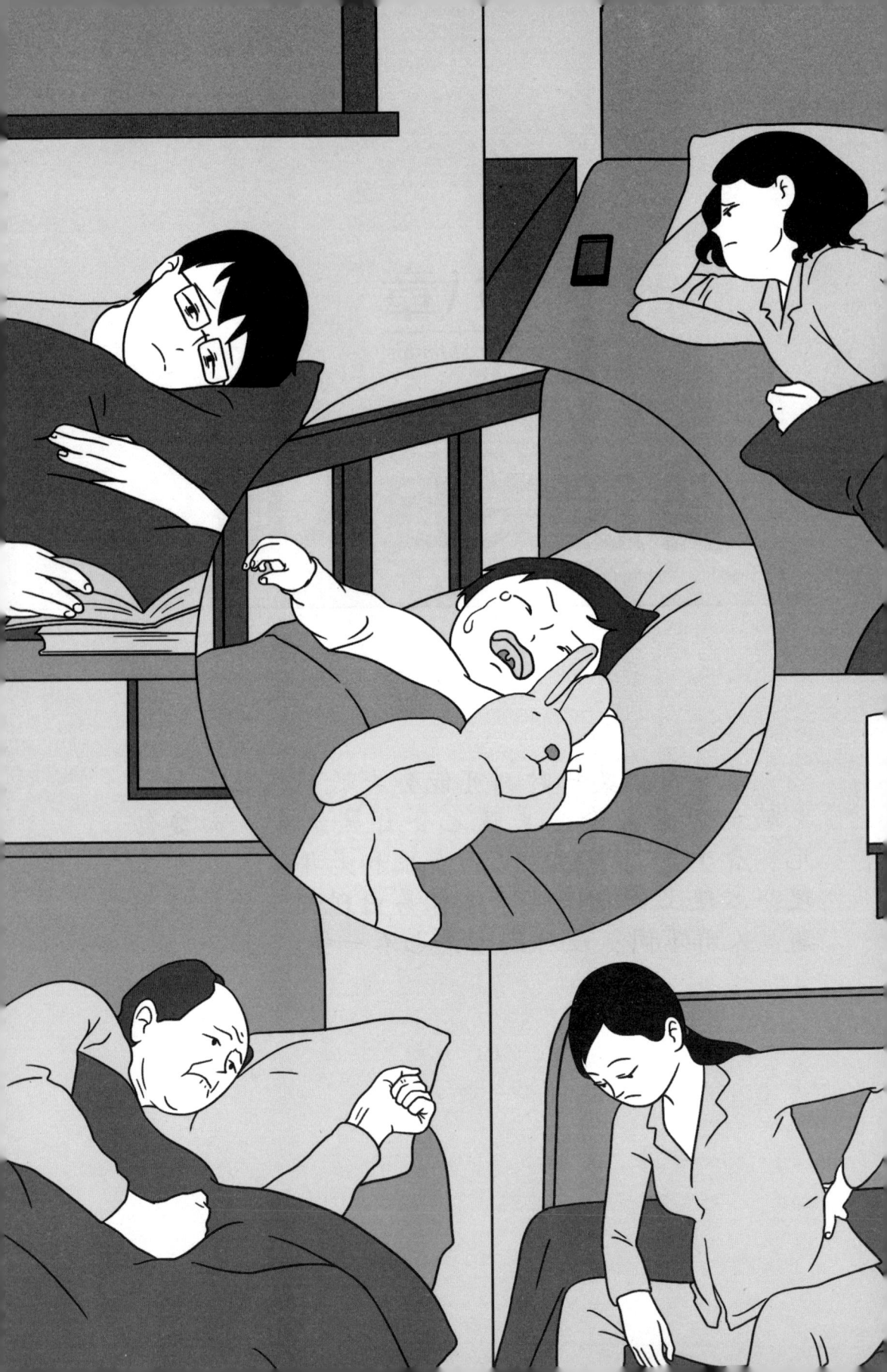

第八章｜特定失眠人群

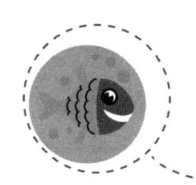

婴幼儿

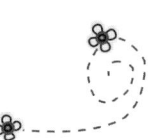

"睡吧，睡吧！我亲爱的宝贝！"这是初为父母的人必学的一首儿歌。可是，即使是在歌声中，有时候，宝宝还是不能很快进入梦乡。

作为生长发育高峰期的婴幼儿，对睡眠的需求很高，这是因为，睡眠与生长激素的分泌有关。人类的生长发育依赖于垂体分泌的生长激素，而生长激素在睡眠时分泌的量最多；另外，人体各种营养素的合成也只有在睡眠和休息时才能更好地完成。所以，睡眠充足，孩子的生长发育就快。年龄越小，睡眠应越多。因此，家长应对孩子的睡眠加倍重视，以免出现睡眠紊乱。

睡眠也能影响宝宝的长相

婴儿在出生时头骨是柔软的，尚未完全骨化，各个骨片之间仍有成长空隙，有相当的可塑性。而且，宝宝的颈部肌肉尚无力转动沉重的头部，当某一方位的骨片长期承受整个头部重量的压力时，其生长的形状就会受影响了。

当宝宝逐渐长大后，头骨的硬度也跟着变强，骨缝密合，头型就不大会改变了。调整宝宝头型的黄金时期就是宝宝出生后的两个月内。

如果两个月以后发现宝宝的头型不对称或者不好看了,在第三个月赶快调整还来得及。三个月以上的宝宝头型就基本固定了。宝宝在一周岁至一周半时,囟门会闭合,宝宝的头型就定型了,很难再有所改变。

睡出好头型

父母可根据宝宝的长相来决定宝宝的睡姿,例如:有的宝宝颧骨较高,如果再让他趴着睡的话,以后颧骨会更高,脸形反而变得不好看了,这样的宝宝采取左右侧睡的方式比较合适,不会造成颅骨扁平,不会使前额与枕骨(后脑勺)受到挤压,可使头型轮廓优美。

如果宝宝的颧骨不太高,父母又属于那种比较扁平的脸形,若采取趴睡方式,就会使颧骨凸出来变得好看许多,但这也会让宝宝的脸形变窄变长。所以,只有颧骨不高的圆脸宝宝更适合这种方式。

要注意:取俯卧睡姿有一定风险,必须有专人看护,随时注意宝宝的呼吸道是否通畅,防止呼吸道阻塞,危及宝宝生命。

睡出清秀五官

睡眠时长期向一侧卧睡,有可能使宝宝出现左右脸部不对称的情况。两侧换着俯卧则可压迫颧骨,不让颧骨过分发育,以显出鼻梁高颧、嘴及下巴侧面线条平直。仰睡则可以使宝宝的面部五官长得比较端正、匀称，脸庞清秀。

睡出好皮肤

仰卧使面部肌肉处于最佳松弛状态，血液循环不受任何干扰，面部皮肤由此而得到充分的氧气与养分供给。

睡出小脸

侧卧可限制下颌骨过度发育，防止两腮过大而形成大腮帮子脸。

要注意：采取侧卧时，两侧应适时交替，不要固定于某一侧，以免造成头型与脸形不对称，并注意不要将耳轮压变形。

避免"对眼"产生

刚出生的婴儿，多数时间是躺着度过的，只能看到上方有限的空间，因此很喜欢盯着眼睛上方的饰品和玩具，时间一长就容易变成对眼了。

因此，不要在婴儿床或童车的上方固定悬挂任何物品。可以手拿玩具，来回晃动着逗宝宝，玩的同时还锻炼了宝宝眼睛的灵活性。

摆脱 失眠
Baituo Shimian

防止"招风耳"

当宝宝躺下时,妈妈一定要先将宝宝的耳朵往后抚平。因为新生儿的耳朵非常软,就算压到也不会哭闹,时间长了,宝宝就会睡出难看的"招风耳"。此外仰卧比较容易出现偏差,导致后脑勺扁平或引起招风耳,所以不能让宝宝长期仰卧。

睡出好牙

宝宝1周岁以后,不要让宝宝养成含着奶嘴睡觉的习惯,否则,时间一长,宝宝下颌会习惯性前伸,导致上下腭齿列(颌骨)处产生移位,宝宝日后牙齿排列可能会不整齐。

第八章 | 特定失眠人群

宝宝不爱睡觉的原因

饮食不当

不睡表现：哭泣，有意识地寻找妈妈或奶嘴，腹泻或便秘。

宝宝的消化道系统还未发育成熟，对食物的温度及质量要求较高，一般来说，由于饮食不当，极可能使宝宝不睡。饮食不足，如母乳不足，未及时添加配方奶，或辅食添加量不够，宝宝就会饥饿，就不爱睡；喂食量过多，宝宝吃得过饱，未遵循由少到多、由稀到稠、由细到粗、由一种到多种的原则，也会使宝宝消化不良，腹胀不适，不爱入睡；另外，有的妈妈习惯晚上给宝宝喝奶，可宝宝肠胃极其敏感，如果食物过凉，在服用后可能会引起肠胃轻微痉挛，感到胃肠不适，也容易哭闹不睡。

此外，如果食物配制不合理，如宝宝食物中加了蜂蜜，就可能引起宝宝腹泻，导致身体不适，自然难以入睡。

为你支招

在给宝宝喂食的时候，注意食品的温度，不宜过热或过凉，可将宝宝的食品倒一点点在手背上来感知温度。

摆脱失眠 Baituo Shimian

环境因素

不睡表现：吵闹，反复惊醒，兴奋。

宝宝视觉、听觉神经均发育不完善，对外界的各种声光刺激容易产生疲劳，所以对入睡环境要求非常高。

在噪声环境下宝宝一般都很难入睡。邻居装修、电视声音或卡拉OK音响过大等，都会刺激宝宝的听觉细胞，使宝宝烦躁不安，从而使宝宝难以入睡。

温度及湿度也是影响宝宝入睡速度的条件之一。无论春夏秋冬，宝宝最佳的睡眠环境一般都应在24～28℃较为合适。另外，如果室内空气过于干燥，宝宝鼻黏膜发干，不利于呼吸，宝宝也不容易入睡。

光线环境一般常常被新手爸妈所忽视，当婴儿房的窗帘不遮光时，会刺激宝宝的视觉神经，使其处于紧张和兴奋状态而难以入睡。

经研究证明，儿童房里的色彩也会影响到宝宝的入睡速度，当宝宝长时间处于躁色的环境里时，心情会躁动不安，注意力不集中，还比较容易哭闹，从而影响到宝宝的休息和睡眠质量。

为你支招

宝宝睡觉的房间应有良好的隔音效果，应挂深色的厚窗帘；宝宝睡觉时最好不开灯，如果要开灯，可以开一个亮度不大的地灯；还应控制室内的温度与湿度，正常湿度应保持在55%～60%。宝宝房间的色彩也是很重要的，如果新手爸妈觉得自己选不好宝宝房间的色彩，可以找专业的室内装饰顾问，这是最好的办法，他们是这方面的专业人士，会根据实际情况，综合考虑宝宝的各方面需要，设计出适合宝宝房间的配色方法。

第八章 | 特定失眠人群

疾病

不睡表现：哭喊，抽搐，抓挠，易惊。

疾病是宝宝入睡的"拦路虎"，如果宝宝病了，自然无法舒舒服服地入睡。影响宝宝睡眠的常见病例主要有以下几种：

湿疹：是小宝宝常见的过敏性皮疹，因奇痒而影响睡眠。

中耳炎：因耳道疼痛不适也会引起宝宝哭闹不睡。

肠痉挛：表现为阵发性的腹部疼痛，宝宝多有惊叫、哭闹。

睡床不舒服

如被子盖得不平整、太厚，或穿的衣服过硬、过紧等，都会使宝宝感到不适，于是翻来覆去不入睡。

白天过度兴奋

宝宝的神经系统较为脆弱，如果白天玩得高兴过度或受到意外惊吓，晚上睡觉后大脑可能不会完全平静，从而表现出睡眠不深，有时还会伴有啼哭。

宝宝对睡眠环境的要求

睡眠是使大脑得到充分休息的最有效的措施。睡眠不仅要有足够的时间，还要有足够的深度，即睡得沉、睡得香。所以父母应为宝宝创造一个良好的睡眠环境。

1.保持室内空气新鲜。

2.室温以18～25℃为宜，过冷或过热都会影响睡眠。

3.卧室要有睡眠气氛，窗帘要拉上，灯光要暗一些，要降低手机、电视机的音量，大人尽量避免高声谈笑，要尽量保持室内安静、无噪声。如果宝宝睡了一觉后醒来哭闹，可以安慰一下，但不要亮灯，更不要逗宝宝玩，要抱起来摇晃他，大人应该设法让宝宝尽快安静下来才对。

4.被、褥、枕套要干净、舒适，应与季节相适应。不要盖太厚的被子，燥热会妨碍睡眠，更不要穿棉衣棉裤或太多的衣服睡觉，如果宝宝尿湿了需要及时更换。

5.让婴幼儿单独睡在小床上。

6.禁止大人在室内吸烟，以免污染空气，造成宝宝被动吸烟。

7.睡前禁止宝宝做剧烈活动，以免引起宝宝过度兴奋，难以入睡。

第八章 | 特定失眠人群

帮助宝宝睡眠的好方法

有的孩子失眠几次后就形成了条件反射,一到上床睡觉时就担心睡不着,因担心而焦虑,就形成了习惯性失眠。可小小年纪为何失眠呢?

儿童失眠的原因很多,不同阶段的儿童各有特点。

婴幼儿的失眠一般是由饥饿或过饱、身体不适、睡前过于兴奋、生活不规律、环境改变或嘈杂、因与亲密抚养者分离而产生焦虑造成的。

较大儿童的失眠除以上原因外,还常与学习、家庭、社会因素造成的心理紧张、焦虑、抑郁有关。此外,如果孩子晚间饮用某些令精神兴奋的饮料,如可乐、茶、咖啡等,均可引起大脑兴奋而失眠。

家长应该尽量将孩子的失眠处理在急性阶段,避免形成习惯性失眠。由躯体因素引起的失眠只要及时处理,很快就会好转;由心理因素造成的失眠,除了要尽快消除不良因素外,还应给予孩子足够解释、保证等心理支持,帮助孩子改善情绪。采用一些有助睡眠的方法,如用热水洗脸、泡脚等,做一些睡觉的准备,给孩子讲轻松愉快的故事或听轻松的音乐,在医生指导下做一些暗示、松弛疗法等,设法使孩子在睡前半小时内安静下来,放松心情,会有助于孩子入睡。

摆脱 失眠
Baituo Shimian

使宝宝顺利入睡的小秘诀

孩子若非自愿，即使被迫上了床之后，也久久难以入睡。结果，父母越催促，孩子越不肯睡觉，这样双方都无法放松心情去享受充足而舒适的睡眠。所以，父母必须掌握使孩子入睡的秘诀。

保持轻松入睡的气氛

保持轻松入睡的气氛非常重要，孩子被迫睡觉，心情反而紧张，就像大人失眠时一样，因紧张而更难以入睡。家人可视一些特殊情况让孩子多玩一会儿，然后以轻松愉快的口吻提醒孩子是时候睡觉了，上床时间偶尔晚了一些，也用不着大惊小怪。

给宝宝创造好的睡眠环境

良好的睡眠对宝宝的生长发育非常重要，在婴儿早期，吃饱喝足时每天的睡眠时间可达到20小时左右。随着时间的推移，宝宝的睡眠时间会逐步减少，而且也日趋规律。

宝宝睡着时，父母大都轻手轻脚，不敢惊动他，其实大可放心，婴儿一般都具有适应外界环境的能力。如果宝宝从小习惯于在过分安静的环境中睡眠，那么反而一点儿响动都可能把他惊醒。因此，可以在宝宝睡眠的时候，用小音量播放一些轻柔、优美的音乐，一方面可以促使宝宝安然入睡，另一方面也能锻炼宝宝在周围有轻微声音时睡得安稳。

有的人主张出生后让宝宝自己睡小床，认为睡眠时父母呼出的空气，会影响宝宝吸到的空气质量，而且父母有可能挤压到宝宝的身体，这种说法有一定道理。但也有人认为，父母整天忙于工作，只有晚上有时间与孩子交流，而且入睡前也是增进亲子关系的良好时机。比如，父母睡前能给宝宝唱唱儿歌、说说童谣、讲讲故事，这会增进父母与宝宝之间的感情，也有益于宝宝的智力发展。另外，很多宝宝喜欢被抱着在房间里转转，跟他最喜欢的玩具、家人或其他东西道晚安。这时，父母可以等宝宝睡着以后，再把宝宝抱到自己的小床上去。但最好把小床放在离父母大床不远的地方，便于父母夜里起来照顾宝宝。

还要注意的是，在室温正常的情况下，宝宝的被子不要盖得过厚，而且宝宝睡觉的房间应该保持空气新鲜，即便在冬季，也应时常打开门窗通风换气。

安抚宝宝睡前情绪

睡前不要让宝宝太兴奋，如果宝宝在睡觉前有一个习惯性的哭闹前奏，不要立刻把宝宝脱光。父母应该多留心，掌握宝宝的睡眠习惯，帮助宝宝建立起一个良好的睡眠反射习惯，在哭闹前奏开始之前就可以做准备，逗他笑，让他心情愉快，然后再帮宝宝脱衣服。

摆脱 失眠
Baituo Shimian

给宝宝洗个暖水澡

宝宝情绪平稳后,就可以开始为宝宝清洗身体。将宝宝的身体打湿,用掌心轻轻揉搓全身,直至身体微微发红,力度不能太大,也不能太轻,沐浴露可以隔天用一次,用清水冲干净后,涂上润肤露,取一块大毛巾将宝宝全身包住,擦干后,放进睡袋里面。整个过程要快,动作要干脆。另外需注意的是,室温最好控制在25℃左右。

睡前给宝宝一杯温牛奶

睡眠在人的生命过程中占有非常重要的地位,对幼儿更是如此。前面说过,睡得好有助于孩子健康成长,一般来说,年龄越小,所需要的睡眠时间就越长。而牛奶有镇静安神的作用,可以提高孩子的睡眠质量。

牛奶之所以具有镇静安神的作用,是因为牛奶中含有一种可抑制神经兴奋的成分,如苯甲二氮。除牛奶外,大豆等谷类食物也具有显著的安神功效。

因此,当你心烦意乱的时候,不妨去喝一大杯牛奶安安神,而想要睡得更好,也可在睡前喝一杯牛奶,婴幼儿尤其应该如此。

宝宝入睡时间最好别超过21点

儿童身高与生长激素的分泌有着重要关系。生长激素能够促进骨骼、肌肉、结缔组织和内脏的生长发育。生长激素分泌过少，势必会造成宝宝身材矮小。而生长激素的分泌有其特定的节律，即人在进入慢波睡眠（深睡）1小时以后逐渐达到高峰期，一般在22点至次日凌晨1点为生长激素分泌的高峰期。

因此，如果你希望自己的宝宝长得高，就最迟不能让宝宝超过21点睡觉，且使宝宝尽快进入慢波睡眠，以便紧紧抓住生长激素的分泌高峰期。

宝宝睡着前别离开

宝宝躺下后，不要立刻走开，你可以看着他的眼睛，跟他说话，轻轻哼歌或者拍拍他的身体，各种温和的、适合宝宝的活动都可以，直到他睡着。有些妈妈在宝宝闭上眼睛后就会马上起身去做其他事情，其实这个时候很有可能宝宝并没有真正睡着，你一走开，他就会醒，这样的过程有过几次后，你就会发现宝宝变得好像不容易睡着了。正确的做法是，看见宝宝闭上眼睛，将刚才的活动延续一会儿。然后不妨坐在宝宝身边找本书看看，一段时间后再离去，这样做的目的是要和宝宝之间建立起足够的信任感。

避免玩过于刺激的游戏

有些父母由于白天忙于工作，于是陪伴孩子玩耍的时间就放在晚饭后。这时候不宜玩一些过于刺激的游戏，以免孩子过于兴奋而难以入睡。

摆脱 | 失眠
Baituo Shimian

睡前故事、音乐

睡前活动宜选择以讲故事、听音乐、唱儿歌等轻松的活动为主，至于跑跑跳跳的活动，最好留待假日进行。

每晚到了一定时间，父母就应该开始帮助孩子做好睡前准备，如洗澡、更衣、讲睡前故事、哼一首歌，或为孩子播放轻音乐，让孩子一边欣赏，一边进入梦乡。如果父母此时仍未入睡，必须避免高声谈笑或发出噪声，以免影响孩子入睡。

关灯前询问

关灯前先问一问孩子："还有什么事吗？"以免关灯后孩子又嚷着要上厕所、要喝水。

给孩子一盏灯

如果孩子怕黑，可以留一盏小灯给他，或把房门打开，让孩子安心去睡。切勿嘲笑孩子胆小，因为恐惧之情若得不到安慰和平息，会由恐惧而变为焦虑不安，进而导致孩子更加难以入眠。

以身作则

如果孩子不肯入睡的原因是要看电视，那么父母也应该自己作牺牲，一起关灯睡觉，不要禁止孩子看电视而自己却继续看下去，影响孩子安睡。

协商睡眠时间

对年龄较大的孩子，可以和他们一起讨论，由孩子自己决定睡眠时间。

促进孩子睡眠的食物

对于生长发育期的孩子来说，"睡"和"吃"是他们生活的重要组成部分。如何将这两项结合起来，让科学的饮食帮助孩子拥有更好的睡眠。

有利于宝宝睡眠的食物

1.牛奶。牛奶中含有两种催眠物质，一种是能够促进睡眠血清素合成的色氨酸，另一种是对机体生理功能具有调节作用的肽类；而牛奶中还含有几乎人体需要的所有营养成分，并且很容易消化、吸收，很适合孩子。因此睡前喝一小杯牛奶，有助于睡眠。

2.小米。小米中含有丰富的色氨酸，色氨酸能促进大脑神经细胞分泌出一种使人欲睡的神经递质——五羟色胺。另外，小米含丰富的淀粉，食后可使人产生温饱感，可以促进胰岛素的分泌，提高进入人脑内色氨酸的量。如果孩子睡眠不好，可以熬小米粥给他吃。

3.水果。水果中含有果糖、苹果酸，有浓郁的芳香，可诱发机体产生一系列反应，生成血清素，从而帮助孩子快速进入梦乡。

4.葵花子。葵花子含多种氨基酸和维生素，可调节脑细胞的新陈代谢，改善脑细胞抑制功能。

5.大枣。大枣富含蛋白质、糖、维生素C、钙、磷、铁等，有补脾安神的作用。

6.核桃。核桃是一种很好的滋补营养食物，能治疗神经衰弱、健忘、失眠、多梦等。

第八章 | 特定失眠人群

宝宝睡前不宜吃的食物

以下食物不利于睡眠。有些大人喜欢将成人的食物给宝宝尝试，也会影响他的睡眠。

1. **油腻的食物**。油腻的食物会影响肠胃的消化、吸收，使神经中枢处于工作状态，不利入睡。

2. **含咖啡因的饮料或食物**。咖啡因会刺激神经系统，也会减少褪黑激素的分泌（褪黑激素是脑部松果体分泌的激素，具有催眠作用）。

3. **会产生气体的食物**。肚子胀满了气，也会让人睡不着。口香糖、奶制品、糯米、豆类、苹果、桃子、洋葱、甘蓝菜、谷类、地瓜、马铃薯等食物，都是容易产生气体的。

4. **辛辣的食物**。辣椒、大蒜及洋葱等辛辣的食物也会造成宝宝胃灼热及消化不良的情况发生，进而有可能干扰睡眠。

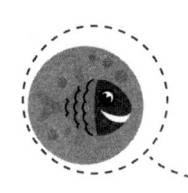

摆脱失眠
Baituo Shimian

青少年

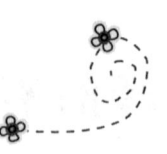

现代生活节奏加快和学习压力的增大,使许多青少年出现了失眠、健忘等症状,有的甚至患上了严重的抑郁症。我国成年人的失眠发生率呈逐渐升高之势,而且有逐步低龄化的趋势,也就是说,青少年失眠已占有相当大的比例。

青少年因为学习紧张引起失眠可导致连锁生理反应,严重的可以发展到厌学、厌世,因此不可轻视。

青少年为什么易失眠

许多青少年考试期间都会加紧学习,有的甚至熬夜,久而久之会导致注意力不集中、记忆力下降乃至失眠。

在这种情况下,大多数青少年会很紧张,想强迫自己睡着,但是往往适得其反。有的人失眠之后会烦躁、恐惧、无助,进而出现抑郁、悲观、厌世等情绪。长期睡眠不好还会影响脑供血,使大脑缺氧,导致头痛。

青少年自我调节能力有限,失眠对他们来说绝对不是小问题,应该引起家长的注意。

第八章 | 特定失眠人群

青少年如何应对失眠

青少年应以平常心对待考试，规律生活，按时就寝，如果失眠症状还得不到缓解，就要寻求医生帮助，千万不要觉得无所谓，继续熬夜受累。

同时，还建议压力大、睡眠不好的青少年每天晚上喝牛奶、用热水泡脚等以助睡眠。另外，青少年在失眠期间要少吃辛辣食物，少吃牛羊肉，不抽烟，不喝酒，茶、咖啡和可乐也是少喝为好。

除此之外，青少年失眠在尚未进行明确诊断的情况下，不能将安眠药作为首选和长期服用，如确属适应证，也应该在医生的指导下正确服用。

严重失眠伴有抑郁者，建议找心理医生或精神科医生咨询。

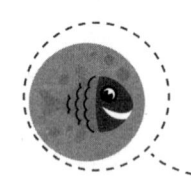

孕产妇

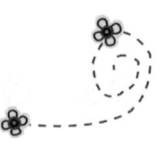

很多女性在迎接宝宝出生的同时无意间被失眠缠上。这种产后失眠的现象并不少见,这与母体内激素的急剧变化、过去曾有的情感性精神疾病、产后沮丧或忧郁情绪、产后心理骤然改变等因素有关。当然,无论是何种原因导致,及时进行控制和治疗才是关键。

孕妇失眠的5大对策

许多孕妈妈由于多种原因经历过失眠的痛苦,现在,我们一起看看,导致孕妈妈失眠的原因都有哪些?应该如何有效地应对呢?

激素变化

怀孕的女性在精神和心理上都比较敏感,对压力的耐受力也会降低,常会忧郁和失眠,这是由体内激素水平的改变引起的。

对策:孕期影响人体的激素主要是雌激素和黄体酮,有报道指出,情绪不稳、压力过大会使胎儿早产,或者出现视力、听力和智能的缺陷。因此,适度的压力调适以及家人的体贴与关怀,对于稳定

第八章 | 特定失眠人群

孕妇的心情十分重要。

饮食习惯的改变

饮食习惯的改变也会影响孕期睡眠质量的好坏，因此，均衡的饮食很重要。

对策：尽量避免食用影响情绪的食物，例如咖啡、茶、油炸食物等，尤其是食品中的饱和脂肪酸会改变体内的激素分泌，造成很多不适。医师建议，只要在入睡前3小时吃些东西，多数情况下能提高睡眠质量。而孕妈妈更要留心自己的"助眠食品"，比如睡前不要吃太冷的食物等。

助眠小食品

- □ 面包1片、牛奶1杯或豆浆1杯（240毫升）
- □ 苏打饼干2～3片、发酵乳1杯或鸡蛋1个
- □ 中型馒头1/3个或豆腐（80～140克）
- □ 玉米1/3根或肉类30克
- □ 绿豆汤（绿豆占1/4碗）或鱼肉30克
- □ 米饭1/4碗（约50克）

尿频影响睡眠

孕妇常发生尿频。怀孕初期可能有一半的孕妇尿频，但是到了后

期，有将近80%的孕妇会为尿频所困扰，晚上会起床跑厕所，这就严重影响了睡眠质量。

尿频的原因：尿频大多数是由于增大的子宫压迫到膀胱，让孕妇总有尿意。另外，还有心理因素或某些器官的病变，比如情绪紧张或膀胱尿道炎等。

对策：泌尿生殖的感染常常提示身体抵抗力差，因此孕妇必须注意是否有其他感染同时存在，如感冒、念珠菌阴道炎等。抵抗力差可能源于免疫系统的过度负担，如情绪不稳定、压力过大等。除了调适心理上的压力外，孕妇最好也要注意避免刺激性饮食、过多使用化学药物，以免出现发炎、过敏等情况，这都会增加心理的不适，加重尿频。

半夜容易抽筋

到了妊娠后期，许多孕妇常常会抽筋，这也能影响到睡眠的质量。专家认为抽筋大多与睡觉姿势有关，通常脚掌向下时较易发生抽筋。另外，也可能和局部血液循环、血液酸碱度有关。一般正常的血液是处于微碱性，如果情绪不稳定、饮食中甜食和肉食过多，都很容易让血液呈偏酸性，引起电解质紊乱，造成局部肌肉抽筋。

对策：如果经常在睡眠中抽筋，就必须调整睡姿，尽可能左侧卧位入睡，并且注意下肢的保暖。另外，多吃蔬菜和水果，少吃动物性蛋白质、精淀粉（如白面包、白米饭、甜食等）。万一发生抽筋，也可以请家人帮忙热敷和按摩，以缓解抽筋的痛苦，早点儿入睡。

第八章 | 特定失眠人群

食物过敏

过敏是比较容易被忽视的失眠原因，尤其是对食物的过敏反应会造成免疫系统的负担。

有的人可能知道自己吃了某些食物会马上皮肤发痒、起疹子，当然就把这些食物排除在菜单之外了。但是，还有一种过敏反应称为迟发性过敏反应，是长期重复摄取某种食物所致，如牛奶、乳制品、鸡蛋、芝麻等食物，症状并不十分明显，常见的有失眠、焦虑、头痛、肌肉关节酸痛等。

对策：要特别注意食物的选择。

预防产后抑郁失眠

当女性因为要完完全全负担起当母亲的责任而感到压力，或者是她们的家人对自己或自己的宝宝疏于关心时，心理上相对脆弱的女性就很有可能出现产后抑郁、失眠的情况。抑郁与失眠状态影响下的女性除了情绪低落外，还可能失去自理和照料婴儿的能力，所以其危害性绝对不容忽视。那么，要怎样做才能预防这种情况的出现呢？

涉及女性心理变化导致的产后失眠情况，当然要以心理安慰及家人对产妇的适当照料与支持为主。

涉及生理方面，可以在医生指导下用药治疗。

首先，产妇要做好自我调节。要明确自己产后的心理特点，尽量避免产生悲观情绪，更不要给自己施加心理压力。

有些产妇因为自己没有育儿经验，害怕孩子出现这样或那样的问题，或者怕家人埋怨自己没有生男孩，这些心理上的担忧也可能导致抑郁和失眠。其实，新生儿体质虚弱有些小毛病也都是十分正常的，如果没有育儿经验可以慢慢地学习。至于生男生女，已经是当代社会，男女又有什么区别呢？所以不必过分担心。

医学界认为，有些产后抑郁失眠情况是产妇性格造成的。例如，本来就容易背负思想包袱的产妇，有时会因为丈夫探望时言语不当、周围人谈话中无意地刺激而产生自责、内疚和疑虑，最终导致产后抑郁失眠。

此外，产妇平时还要注意保证充足的睡眠时间，不要劳累过度。

其次，家庭气氛的营造和丈夫的配合。

无论生男生女都是自己的骨肉，要愉快地接受孩子和产妇，不能对生男或生女抱怨、指责，要给产妇创造一个良好、和谐的家庭环境。同时，产后的一个月内，丈夫最好能陪伴在产妇身边，协助产妇护理婴儿，并谅解妻子产褥期的情绪异常，避免争吵。

最后，适宜的房间条件。

环境因素对产后抑郁、失眠情况的影响不可忽视。产妇的房间要有充足的阳光，每天要开窗通风，保持室内空气新鲜。即使是冬天也应如此，如果怕孕妇受风着凉，可在通风时让母婴俩在其他房间待一会儿。

总之，预防产后抑郁、失眠需要周围整个环境的配合，并非一人之力就能完成。而且，家人通过产妇的行为表现正确揣测产妇的心理也是非常必要的。如果这一点你还没有掌握，那么势必会给预防工作带来阻碍。

摆脱 失眠
Baituo Shimian

有助于孕妇睡眠的食物

要想睡眠好，必须保持恬静的心态，注意居室通风。临睡前1~2小时食用以下食品，可帮助催眠。

糖水

糖水喝下去以后，在人体内会产生一系列化学反应，最后产生大量血清素，使大脑皮层受到抑制而使人入眠。

全麦面包

一片吐司，搭配茶和蜂蜜，能够帮助人体释放一种激素，这种激素能够使色氨酸到达人脑并在那儿转化为复合胺。就好像有人在耳边低语："是时间睡觉了哟。"

牛奶

牛奶中含有的色氨酸可以促进入睡。如果睡前一小时吃一小块全麦面包，再喝一杯牛奶，催眠效果更佳。

第八章 | 特定失眠人群

小米

临睡前食用小米粥,可使人很快发困,入睡深沉。

食醋

临睡前将一汤匙醋倒入一杯温开水中混合喝下,有助于酣然入睡。

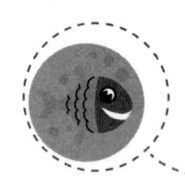

摆脱失眠 Baituo Shimian

职场女性

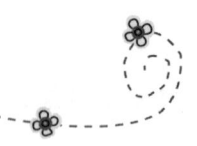

现代职场人的压力越来越大，很多人开始有头疼、心悸、失眠的症状，尤其是女性，因激素起伏变化导致她们比男性更容易失眠。其实，职场女性只要改变一些小习惯，就能改善睡眠质量。

职场女性心理压力大，易失眠

女性不像男性天生"神经粗"，大大咧咧，而是更为娇弱、敏感，容易被外界事件所刺伤。职场女性因为面对更加激烈的竞争、更为复杂的工作环境、更具挑战性的工作任务，因此心理健康也更需要特别保护。下面提到的五类职场女性出现抑郁症、焦虑症、失眠症、强迫症等心理问题的风险就很大，而这些心理问题最容易导致失眠症状的频繁发生。避免以下这些不正确的生活习惯，对于改善睡眠、远离失眠有很好的效果。

没有坚持定期体检的人

有很大一部分职场女性无法坚持每年的定期体检。除了工作原因以外，受被动型人格的影响以及担心真检查出来什么疾病，也是职场女性不去体检的原因。这其实都是职场女性心理不健康的表现。

三餐不规律的人

有研究证明，饮食营养失调与心理问题的出现有一定关系。随着工作节奏的加快，三餐符合应有的营养标准已经成为办公室白领的奢求，而营养缺乏会影响情绪，进而破坏职场女性的心理健康。

与家人缺少交流的人

由于工作繁忙，办公室人群很少和家人交流，即使家人主动关心，也常抱以应付的态度。在缺乏交流、疏导和宣泄的情况下，办公室女性的精神压力与日俱增。长此以往对这些女性心理健康十分不利。

不能保证睡眠时间的人

由于职场女性承受着来自工作、人际关系以及社会各方面的压力，经常会出现失眠问题。长期失眠不仅会造成人体生物钟的紊乱，而且容易让人烦躁、易怒和神经过敏，这都会对职场女性心理健康造成不良影响。

过度依赖电脑的人

办公室女性普遍存在着过度使用和依赖电脑的现象。这不仅增加了职场女性患眼疾的风险，同时还会让电脑强迫症成为威胁职场女性心理健康的"定时炸弹"。

在当今中国社会，职场女性心理健康长期受社会、家庭、职场等多方面因素考验，因此需要职场女性在平时注意心态的自我调节，随时应对压力考验。如果感觉自己已经出现了一些心理问题的征兆，应尽快到相关心理门诊进行咨询。

第八章 | 特定失眠人群

调整生活方式,缓解失眠

虽说失眠不是病,但长期睡眠质量不佳会导致免疫力下降、精神不振、加速衰老,记忆力也会严重衰退。

养成良好的作息习惯。尽量争取晚上10点就洗漱上床,如果每天晚上实在是要到两三点才能入眠,早上也千万不要赖在床上。每天早睡早起,只有这样坚持不懈,优质的睡眠才有可能回到我们身边。

营造良好的睡眠氛围。慎选睡床和枕头。很多人偏爱的弹簧床垫其实并不利于睡眠,要论对身体有益,还是木板床好。如果非要弹簧床,也不要选择太软的。此外,还要注意枕头的高度要适宜。另外,卧室里也不要摆放嘀嗒作响的闹钟,适合卧室放的是电子钟。

睡前少吃。临睡前吃太多会让人入睡困难。

减少摄入咖啡因。除咖啡、茶、碳酸饮料之外,用来缓解头痛、伤风及鼻塞的药物中也含有咖啡因。

避免吸烟。香烟中的尼古丁会削弱入睡的念头,让人越发精神。

不要喝酒。在睡前几小时内,喝上1~2杯酒,会让人难以入睡,甚至会在后半夜惊醒。

多做运动。白天活动少会导致晚间睡眠出现问题。

白天少打瞌睡。即使小憩,最好也别超过30分钟。

摆脱失眠
Baituo Shimian

职场女性减压、促眠食疗方

面对承受各种压力而导致失眠的职场女性，减压是一个重大的课题。睡觉不足、休息不好使皮肤颜色晦暗而毫无光泽，粗糙而不光滑，眼圈变黑，面容憔悴。对于失眠、肤色暗淡的女性，以下几种汤品有很好的改善作用。

燕窝炖冰糖

材料：血色燕窝15克，枸杞子6克，薏米10克，冰糖适量。

做法：先将血色燕窝挑拣去杂质，用清水稍加浸泡再挑洗干净，备用。枸杞子、薏米用清水洗净。然后将上述三物同放进炖盅内，加适量清水及冰糖（甜度随人所好），盖好盅盖，隔水用中火炖两小时，待温饮用。

雪蛤膏玉竹煲水鸭

材料：雪蛤膏10克，玉竹12克，薏米12克，水鸭肉100克，生姜1片，食盐少许。

做法：先将雪蛤膏去除杂质，用清水浸泡发透，再用清水清洗干净备用。玉竹、薏米用清水洗净。水鸭剖杀，去除内脏用清水洗净血污，剁成大块。以上各物准备就绪后，一同放入砂锅，加适量清水，先用武火煮沸，再用中火煲一个半小时。待温后，加食盐调味饮食。

无花果煲生地汤

材料：无花果3个，生地50克，鲜土茯苓150克，鲜猪瘦肉100克，调味料适量。

做法：用清水洗净鲜土茯苓，刮去褐色表皮，用刀切成片状备用。无花果、生地用清水洗净；鲜猪瘦肉用清水洗净血污，切块备用。以上材料准备就绪后，一同放进砂锅内，加适量清水，先用武火煮沸后，再用中火煲汤，煲一个半小时，待温后，调味饮食。

红豆鲫鱼汤

材料：红豆150克，鲫鱼300克，姜一块，料酒15克，盐5克。

做法：1.红豆冲洗干净备用。

2.红豆加入汤煲，倒入1500毫升水，浸泡30分钟。

3.把浸泡好的红豆，连同泡红豆的水一起煮沸，转文火煲30分钟，直到红豆酥烂。

4.将锅烧热，加入40克油和一块姜，爆香。

5.放入鲫鱼，改中火，一面煎2分钟，同时轻轻晃动锅，这样鱼皮不会粘连到锅上。

6.把鲫鱼翻另一面，用同样的方法，中火煎2分钟。这样处理过的鲫鱼，煲汤没有腥味，而且汤汁的味道会更鲜美。

7.把煎好后的鲫鱼，放入红豆汤中，再次煮到沸。

8.转文火煲15分钟，最后加入盐调味就可以吃。

木瓜炖燕窝

材料：鲜熟木瓜1/4～1/2个（视大小而定），燕窝30～50克，冰糖50克。

做法：先将鲜熟木瓜洗净外皮，用刀剖开，去除内核，用汤匙挖出木瓜肉，备用。将燕窝浸泡于清水中，约30分钟后倒掉浸泡过的水，再次加入清水浸泡燕窝一个半小时，然后取出燕窝，和木瓜肉一同放进炖盅内。同时用第二次浸泡燕窝的清水煮溶冰糖，趁热倒进已盛有燕窝、木瓜肉的炖盅内，加盖，隔水炖两小时，待温后饮用。

第八章 | 特定失眠人群

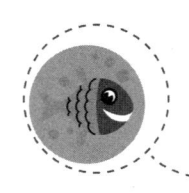

老年人

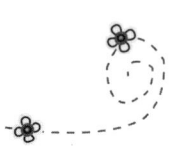

睡眠障碍在老年人群中比较普遍，老年人聚在一起常会提及"长期睡眠不好怎么办？"这样的话题。对于老年人而言，睡个好觉实属不易，那么究竟怎样才能更好地改善老年人的睡眠质量呢？

老年人为何易失眠

老年人是失眠的一大群体，引起老年人长期失眠的原因有很多，常见的有神经衰弱、内分泌病、抑郁、焦虑及其他精神障碍。也有的老年人失眠是由于生活不规律、饮酒、喝咖啡等原因造成的，因此在治疗失眠前先得摸清原因。

老年人失眠除了有各种老年疾病的因素外，一些看似有利健康实则可致不良后果的生活习惯也是不容忽视的因素。例如，很多老年人喜欢早起锻炼，在晨练后再回家补上一个"回笼觉"。这看似没有什么问题，但实际上，晨练后睡回笼觉对老年人身体健康和睡眠都是极为不利的。

晨练后，老年人的呼吸、心跳加快，精神处于亢奋状态，肌肉也在因锻炼分泌乳酸等代谢物。如果晨练后立刻躺下就睡回笼觉的话，是不利于乳酸这些代谢物消除的。而如果这种代谢物不消除，就很容易令老年人在白天感到身体疲乏、肌肉酸痛，甚至头痛。

另外，和年轻人相比，老年人的睡眠时间少，睡眠容易中断。如果总是指望回笼觉补充睡眠，有可能会打乱作息规律，使大脑生物钟紊乱，造成老年人"白天睡不好，晚上睡不着"。特别是那些不习惯早起的老年人，偶尔晨练后往往喜欢睡回笼觉。所以，建议这类老年人，稍稍晚起，等到太阳升起一段时间驱散了晨雾、植物放出了氧气、气温上升时再锻炼也不迟，而且锻炼后不要睡回笼觉。

第八章 | 特定失眠人群

老年人失眠的应对方法

寻求并消除失眠的原因

造成失眠的原因颇多，前文已提及，只要稍加注意，不难发现。原因消除，失眠自愈，对因疾病引起的失眠症状，要及时求医。不能认为：失眠不过是小问题，算不了病而延误治疗。

针对病因处理失眠

1.因某些慢性消耗性疾病或老年人大脑皮质抑制功能减弱所致的失眠，应予以全身强壮疗法或给予改善神经细胞代谢的药物进行治疗。

2.因精神刺激等外因所致的患者，当消除精神刺激或劝导患者正确对待，往往通过精神疗法而使患者获愈。不可因医护人员的服务态度差而再次增加患者的精神刺激与负担。

3.因某种疾病痛苦而使患者不能入睡，应积极消除患者的痛苦，治疗原发性疾病。

4.心因性原因对失眠产生一种恐惧或焦虑的患者，应使患者了解睡眠与觉醒的正常规律，从而消除其心因性影响。

摆脱失眠
Baituo Shimian

从生活习惯入手缓解失眠

1. 就寝和起床时间要有规律。
2. 减少待在床上的时间，除非是睡觉，不要在床上看书或看电视。
3. 分散注意力，不要老是想着自己可能又睡不着了。
4. 睡前应避免喝咖啡、抽烟及饮酒，不要吃得过饱。
5. 积极培养业余爱好，丰富晚年生活。
6. 寝室环境应舒适，温度适当，通风良好。

如果老年人的失眠症状严重，经过一些调节之后仍没有改善则应请求医生帮助，适当地服用催眠药物，以帮助恢复正常的睡眠。但由于老年人的各项生理功能退化，用药时一定要遵从医嘱，且不可滥用药物，以防因用药不当引发老年人的其他疾病。

放松心情，诱导睡眠

身心松弛，有益睡眠。睡前到户外散一会儿步，放松一下心情，上床前洗个澡，或用热水泡个脚，然后就寝，对顺利入眠有百利而无一害。诱导人体进入睡眠状态，有许多具体方法，例如，聆听平淡而有节律的音响或音乐催眠音乐，也有助于睡眠，还可以此建立诱导睡眠的条件反射。

第八章 | 特定失眠人群

出现失眠不紧张

出现失眠不必过分担心，越紧张，越强行入睡，结果越可能适得其反。有些人对连续多天出现失眠更是紧张不安，认为这样下去大脑得不到休息，不是短寿，也会生病。这类担心所致的过分焦虑，对睡眠本身及其健康的危害更大。

合适的睡姿

睡眠姿势当然以舒适为宜，且可因人而异。但睡眠以侧卧为佳，养生家曹慈山在《睡诀》中指出："左侧卧屈左足，屈左臂，以手上承头，伸右足，以右手置于右股间。右侧卧位反是。"这种睡眠姿势有利于全身放松，睡得安稳。

摆脱 失眠
Baituo Shimian

老年人睡眠有12忌

人老了，睡眠的时间少了。不少老年人都认为睡觉不像年轻时那么重要了，其实这是一个错误观念。充足高效的睡眠，对老年人的健康更为重要。

老年人每天至少应该睡6小时。在睡眠的准备、姿势和习惯方面还要注意以下12种忌讳。

忌临睡前吃东西

人进入睡眠状态后，机体部分活动节奏便放慢，进入休息状态。如果临睡前吃东西，肠胃等又要忙碌起来，这样加重了它们的负担，身体其他部分也无法得到良好休息，不但影响入睡，还有损于健康。

忌睡前用脑过度

晚上如有工作和学习的习惯，要把较伤脑筋的事先做完，临睡前则做些较轻松的事，使脑子放松，这样便容易入睡。否则，大脑处于兴奋状态，即使躺在床上也难以入睡，时间长了，还容易失眠。

忌睡前情绪激动

人的喜怒哀乐都容易引起神经中枢的兴奋或紊乱，使人难以入睡，甚至造成失眠。因此，睡前要尽量避免大喜大悲或忧思恼怒，应使情绪平稳。

忌睡前说话

因为说话容易使大脑兴奋，思想活跃，从而影响睡眠。

忌睡前饮浓茶、喝咖啡

浓茶、咖啡属刺激性饮料，含有能使人精神处于亢奋状态的咖啡因等物质。睡前喝了易造成入睡困难。

忌仰面而睡

睡的姿势，以向右侧卧为最好，这样全身骨骼、肌肉都处于自然放松状态，容易入睡，也容易消除疲劳。仰卧则使全身骨骼、肌肉仍处于紧张状态，不利于消除疲劳，而且还容易造成因手搭胸部而产生噩梦，影响睡眠质量。

摆脱失眠

忌张口而睡

　　张口入睡，空气中的病毒和细菌容易乘虚而入，造成"病从口入"，而且也容易使肺部和胃部受到冷空气和灰尘的刺激，引起疾病。

忌蒙头而睡

　　老年人怕冷，尤其是冬天，喜欢蒙头而睡。这样会大量吸入自己呼出的二氧化碳，而缺乏必要的氧气补充，对身体极为不利。

忌久卧不起

　　中医认为"久卧伤气"，睡眠太多会出现头昏无力，精神萎靡，食欲减退。

忌当风而睡

　　房间要保持空气流通，但不要让风直接吹到身上。因为人睡熟后，身体对外界环境的适应能力降低，如果当风而睡，时间长了，冷空气就会从毛孔侵入，引起感冒、风寒等疾病。

第八章 | 特定失眠人群

忌眼对灯光而睡

人睡着时，眼睛虽然闭着，但仍能感觉光亮。对着光亮而睡，容易使人心神不安，难以入睡，而且即使睡着也容易惊醒。

忌靠近火炉或暖气睡

在冬季，靠近火炉或暖气睡觉会导致人体过热，容易引起疖疮等热症。另外，夜间因大小便起床时，离开温暖的环境也容易受凉感冒。

摆脱失眠
Baituo Shimian

老年人常服安眠药危害大

老年人随着年龄的增长，睡眠时间减少，而且睡得不深，夜晚成为难以打发的时光，常借助安眠药入睡。从事脑力劳动的老年人，尤其如此。

由于老年人的全身功能衰退，安眠药在体内的吸收、分布、代谢及排泄过程随着年龄的增长而发生一系列变化，因此老年人的健康容易受此类药物的影响，尤其是经常或长期服用时会出现诸多不良反应。以地西泮（安定）为例，20岁的年轻人服用后20小时药效基本消除，而70岁的老年人要达到这种程度则需要80小时。中青年人服用地西泮诱导入睡，一般口服5毫克，次日无困倦之感；而65岁以上的老年人，服此剂量，次日就会疲乏、困倦、昏昏欲睡，甚至走路不稳，个别人还会出现精神异常的症状。地西泮易被老年患者所接受，但长期服用，该药就会在体内蓄积，可使老年人记忆力在短时间内明显减退，使老年人不思饮食、嗜睡，以致营养不良，停用时可出现失眠、动作失调等戒断症状。

老年人应慎用苯二氮䓬类药物，以防发生意识模糊、反常运动、幻觉、呼吸抑制以及肌肉无力，从而导致外伤或其他意外。

长期连续服用安定类药物，即使是常用量，也会很快产生依赖性和成瘾性，并随之出现耐药性。停药后出现戒断症状，如反跳性失眠、烦躁、震颤，甚至引起惊厥等。所以只可偶尔短期应用，且宜减

第八章 | 特定失眠人群

少用量，一般需要减半。必须长期应用时，应不断更换用药品种，以防止形成药物依赖。肝、肾功能不良的老年人，更应在医生的指导下服用。

建议老年患者的治疗剂量应采取最小有效剂量，短期治疗（3~5天），且不主张逐渐加大剂量，同时需密切注意观察。非苯二氮䓬类药物清除快，故不良反应相对较少，更适合老年患者。

摆脱失眠
Baituo Shimian

老年人失眠食疗粥推荐

百合粥

材料：百合30克，大米100克，冰糖适量。

做法：百合用清水浸泡半天，去其苦味，再加洗净的大米、水适量共煮至成粥，加冰糖适量，早晚各服1次。

功效：百合含有少量淀粉、脂肪、蛋白质及微量生物碱，具有清热养阴、润肺安神的功效，是治疗老年人神经衰弱的强壮滋补食物与药物。

百合大枣粥

材料：百合20克，大枣20枚，绿豆、大米各50克。

做法：先煮绿豆至半熟，放入百合、大枣和大米，再煮成粥，服食。早晚各1次。

功效：百合清心安神，大枣养胃健脾，绿豆清热除烦，适用于夏季失眠及妇女更年期失眠伴有心悸、心烦、潮热、自汗者。

第八章 | 特定失眠人群

二仁粥

材料：柏子仁15克，炒酸枣仁20克，粳米100克。

做法：先将柏子仁、炒酸枣仁捣碎，和粳米一同煮粥，待粥将熟时加入适量蜂蜜，再煮沸，睡前服食。

功效：柏子仁有养心安神之功，酸枣仁补益肝胆，滋养心脾。现代药理研究证实，酸枣仁有抑制中枢神经系统而呈现镇静和催眠作用。此粥适用于失眠伴多梦易醒，胆怯心悸，属心胆气虚者。

桂圆莲子粥

材料：桂圆肉20克，莲子30克，大米100克。

做法：将莲子捣碎，和桂圆肉、大米煮成粥，睡前2小时服食。

功效：桂圆肉补益心脾，养血安神，莲子补脾、养心、益肾。此粥对心脾两虚失眠兼心悸健忘、神疲肢倦、大便溏泻稀薄、面色少华者尤为适用。

生地黄粥

材料：生地黄30克，炒酸枣仁30克，粳米50克。

做法：先将生地黄、炒酸枣仁水煎，取汁去渣，加粳米共煮成粥，晨起当早餐食之。

功效：生地黄清热滋阴，酸枣仁宁心安神。适用于失眠兼心烦、

摆脱失眠 Baituo Shimian

心悸、头晕、耳鸣、腰酸梦遗、五心烦热，属阴虚火旺型患者。

竹沥粥

材料：竹沥20克，小米100克。

做法：先煮小米成粥，临熟时下竹沥汁，搅匀，晨起空腹食之。

功效：竹沥有涤痰除烦、定惊之功。适用于失眠伴头重、胸闷痰多，属痰热内扰者。

龙胆草粥

材料：龙胆草10克，竹叶20克，白米100克。

做法：先用水煎龙胆草、竹叶，取汁加入白米煮成粥，代早餐食。

功效：龙胆草泻肝降火，竹叶清心除烦。适用于失眠兼急躁易怒、目赤口苦、小便黄、大便秘结，属肝郁化火者。

核桃仁粥

材料：核桃仁50克，粳米100克，白砂糖100克，清水适量。

做法：将核桃仁洗净，切成米粒样大小。粳米淘洗干净。取锅加入清水、粳米，煮至半熟时加入核桃仁，续煮至成粥，加入白砂糖调味食用。

功效：益智补脑、壮腰健肾。

第九章
Baituo Shimian

细说安眠药

凡能诱导、促使或改善睡眠的药物，都可以称为安眠药或者镇静催眠药。目前，患有睡眠障碍的人越来越多，具有镇静、催眠效果的药物也越来越多。但安眠药毕竟是药物，滥用的结果是十分严重的，而且对有些人未必有效，所以一定要合理使用。

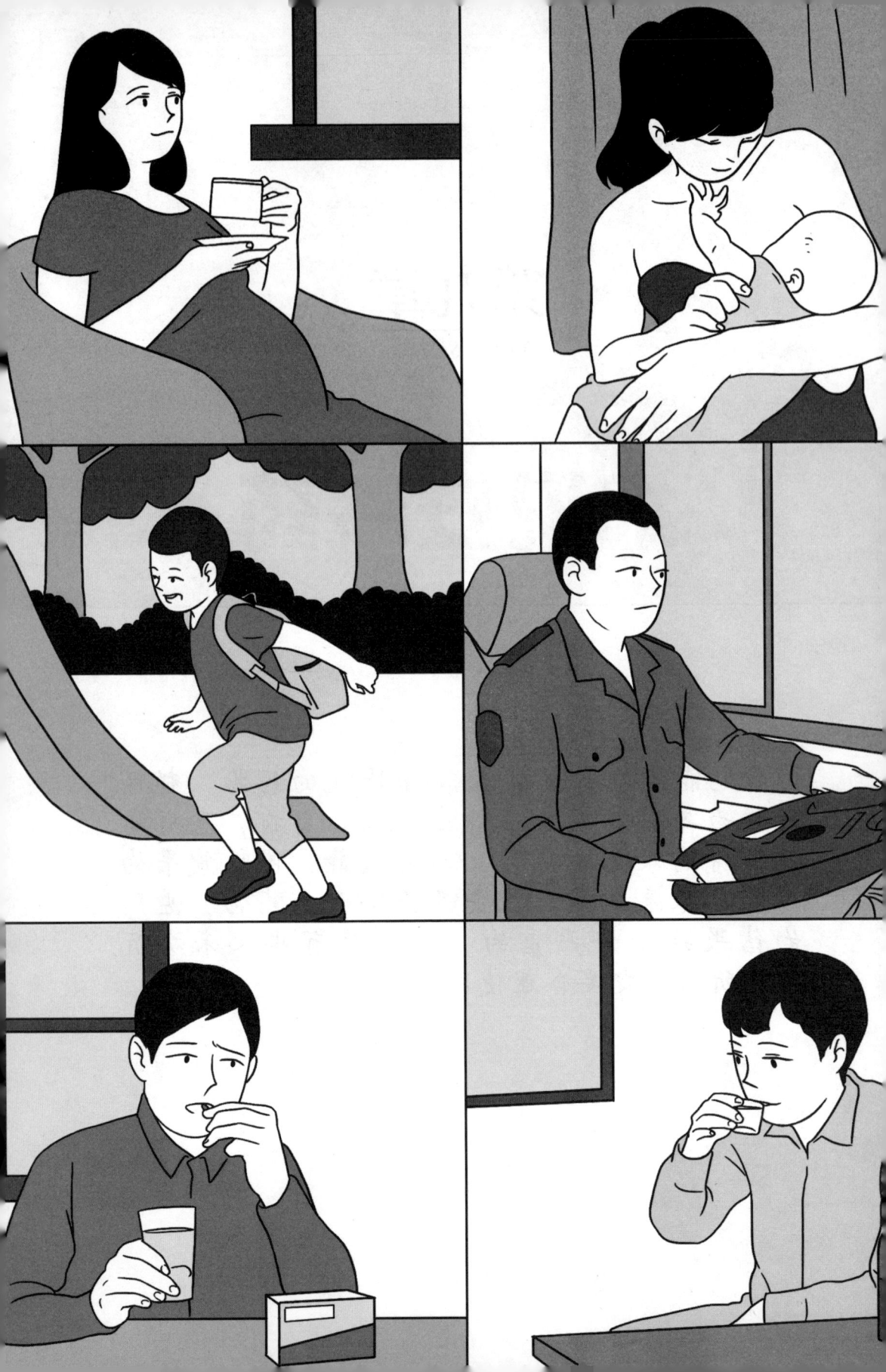

第九章 | 细说安眠药

何谓镇静催眠药

镇静催眠药英文名是sedative-hypnotic，正常服用镇静催眠药对人体健康不良反应小，能够避免失眠损害人体健康和正常生活，有效帮助和改善睡眠。多数镇静催眠药属于精神药品。镇静药和催眠药之间并没有明显界限，只有量的差别，小剂量的催眠药具有镇静效果，当剂量增加到一定量时则具有催眠作用。

临床治疗失眠的目标：

1. 缓解症状：缩短睡眠潜伏期，减少夜间觉醒次数，延长总睡眠时间；

2. 保持正常睡眠结构；

3. 恢复社会功能，提高患者的生活质量。

镇静催眠药的分类

目前常用苯二氮䓬类催眠药物和非苯二氮䓬类催眠药物。

第一类是安定类，又称苯二氮䓬类，20世纪60年代开始使用。主要特征：具有镇静、肌松和抗惊厥的三重作用；通过改变睡眠结构、延长总睡眠时间、缩短睡眠潜伏期来改善睡眠；不良反应及并发症明确，包括日间困倦、认知和精神运动损害、失眠反弹及戒断综合征；长期大量使用会产生耐受性和依赖性。这类药有地西泮、艾司唑仑、阿普唑仑、氯硝西泮、氟西泮、三唑仑、咪达唑仑等。

第二类是非苯二氮䓬类，出现在20世纪80年代，主要特征：仅有催眠作用而无镇静、肌松和抗惊厥作用；不影响健康者的正常睡眠结构，可以改善患者的睡眠；治疗剂量内一般不产生失眠反弹和戒断综合征。这类药主要有唑吡坦、佐匹克隆、扎来普隆等。

其他类镇静催眠药及作用如下：

1.水合氯醛（Chloral Hydrate）。镇静、催眠、抗惊厥作用强、快、久，无后遗作用。在肝内还原为中枢抑制作用更强的三氯乙醛。对胃肠道刺激性较强，有溃疡者忌用；大剂量可引起心、肝、肾损害、呼吸抑制、心肌收缩无力、血压下降等；久服可产生耐受性和成瘾性。

2.天麻素（Gastrodin）。天麻素具有较好的镇静和安眠作用，对神经衰弱、失眠、头痛症状有缓解作用。中药天麻可治疗头痛眩晕、肢体麻木、惊痛抽搐。

3.溴化物（Bromide）。溴化钠、钾、胺三种，各含3%混合制成三溴合剂，可防止电解质Na^+、K^+平衡失调。咖啡因与溴化钠混合可制成巴氏合剂（也称溴咖合剂或健脑合剂）。久服可引起蓄积中毒、影响儿童智力发育。

摆脱失眠
Baituo Shimian

镇静催眠药的临床应用

镇静：常用安定类等，解除精神紧张、焦虑、烦躁不安等症状。

催眠：常用安定、异戊巴比妥等，对疼痛、咳嗽、发热等引起的继发性失眠，应先消除病因，再服用此药；对头痛引起的失眠可选用颅痛定。

抗惊厥：常用苯巴比妥钠、地西泮、水合氯醛、硫酸镁等。小儿惊厥可选用：10%水合氯醛并用退热药；苯巴比妥钠；复方氨基比林注射液，皮下或肌内注射。

焦虑症：首选安定类；对伴有明显肌肉紧张症者，可选用眠尔通。

癔症：以精神症状为主者，可选用泰尔登或氯丙嗪；极度兴奋躁动者，可肌内注射地西泮或氯丙嗪、利眠宁。

神经衰弱：以兴奋症状为主者可选用三溴合剂，以衰弱症状为主者可选用巴氏合剂或五味子合剂，同时酌情辅以安定等，但不宜长期使用，以免成瘾。对于头昏明显易疲劳者，可给予兴奋药如咖啡因、氯酯醒。记忆力明显减退者，服用谷氨酸或 γ-氨酪酸。身体缺乏锌、铜也是导致神经衰弱的原因之一。缺锌则影响脑细胞的能量代谢及氧化还原过程；缺铜会使神经系统的抑制过程失调而导致失眠，久而久之可引起神经衰弱。神经衰弱者，除常规药物治疗及加强身体锻炼外，在饮食上可适当多吃富含锌、铜的食物。含锌较丰富的食物有：

第九章 | 细说安眠药

牡蛎、鲱鱼，其他鱼类、瘦肉、动物肝肾、奶制品、苹果、核桃、花生、栗子等。含铜较丰富的食物有：乌贼、鱿鱼、蛤蜊、蚶子、河蚌、田螺、泥螺、蟹、虾、泥鳅、黄鳝、羊肉、动物肝肾、蘑菇、蚕豆、玉米及淡菜等。

镇静催眠药的不良反应

镇静催眠药在缓解患者紧张、焦虑和失眠症状以及抗惊厥、抗癫痫等方面确有使用价值。但长期服用这类药物，几乎都能引起耐受性和依赖性。

其不良反应也是相当严重的，如出现困倦、嗜睡、乏力、头晕、梦游、幻觉等；大剂量时可引起机体协调障碍、暂时性的遗忘和意识障碍等；严重时还可能导致昏迷、呼吸困难、精神分裂。

鉴于镇静催眠药可能存在上述风险，医护人员应指导患者正确用药，治疗应本着最短疗程和最小剂量的原则，并建议患者不要与酒精和/或其他中枢神经系统抑制药物同时服用。

患者应遵循医生和药师建议，并严格按照说明书服用药物。尽管所有的镇静催眠药都存在这类风险，但风险出现的概率却不相同，应慎重选择药物。

镇静催眠药的五宗"罪"

1.**依赖性**。由于反复或长期摄入某种药物，会造成对该药物的依赖性，而且这种依赖不仅表现在身体上，更表现在精神上。

2.**耐受性**。用药物来治疗失眠的过程中，最常见的就是对药物的耐受性，药物的疗效变得越来越差，这与长期反复服用同一种药物有

第九章 | 细说安眠药

关。如果你觉得服用安眠药后，早晨很难醒来或安眠效果不再明显，都必须与医生商量，这可能是到了需要换药的时候。

3.**宿醉作用**。服用安眠药物后，失眠虽然会得到改善，但在应当睡眠的时间之外，仍会有昏昏欲睡的感觉，特别是在第二天，会出现头晕、头痛、嗜睡、恍惚等精神方面的不良反应。

4.**记忆力的损伤**。这可能是很多安眠药长期服用者最容易出现的后果，药物影响认知功能，产生遗忘症状。

5.**戒断症状**。若突然地停止用药，很容易出现一系列的戒断症状，这和戒烟或戒赌后出现的戒断症状是一个道理。反弹性失眠就是其中最常见的一种，长期服用此类药物的人突然停药的当晚即可出现失眠。

哪些人不宜服用安眠药

虽然大多数失眠患者通过自行调节可以排除干扰，恢复正常睡眠，但是也有少数患者不得不求助医生，服用一些安眠药物，以帮助睡眠。

安眠药包括镇静药和催眠药。安眠药对中枢神经系统具有不同程度的广泛的抑制作用，即小剂量镇静，中等剂量催眠，大剂量抗惊厥、麻醉。这就是说，安眠药用量过大时可引起机体的急性中毒，发生呼吸中枢抑制而导致死亡。所以，我们应该清楚哪些人不能服用安眠药。

1. 孕妇，尤其是处于妊娠期前三个月和分娩前三个月的孕妇。因为许多药物可以自由通过胎盘，没有任何一种药物对胎儿是绝对安全的。药物对胎儿的作用可能与在母亲身上的药理作用不同。有的药物对胎儿可能存在迟发不良反应。除非所使用的药物对妊娠期母亲的益处多于对胎儿的危险时才考虑用药。所以，特别提醒妊娠期前三个月的孕妇，应尽可能避免使用任何药物，当然也包括安眠药。

2. 哺乳期妇女。因为药物可以随乳汁进入婴幼儿体内，婴幼儿的神经系统发育尚未完善，而安眠药又以中枢神经系统为主要靶器官，所以不利于婴幼儿神经系统的正常发育。

3. 儿童。除上述理由，儿童使用安眠药容易成瘾，引起性格改变。

4. 机动车司机、航空和高空作业者。因为安眠药对大脑皮层的抑

第九章 | 细说安眠药

制作用,可以使大脑对外界环境的应激反应变得迟钝,行为调节能力降低,对小脑的抑制作用可使平衡和协调功能降低,容易发生交通或坠落事故。

5.**嗜酒成瘾的人**。酒精对中枢神经系统的作用是先兴奋,后抑制。而酒精对于药物又是很好的溶剂,不仅可以促进安眠药物的快速溶解和吸收,而且还减慢其代谢速度,从而使血液中的药物浓度增高。药物和酒精的叠加作用可使中枢神经系统受到严重抑制,导致患者昏迷、休克、呼吸衰竭乃至死亡。

6.**严重的神经、肌肉病患者**。如颅脑外伤、重症肌无力、格林-巴利综合征、终末期运动神经元病等。因为安眠药可以抑制神经传导,使神经和肌肉功能降低,加重病情,容易诱发呼吸肌麻痹而发生意外。

7.**严重的肝、肾功能不全者**。大多数安眠药物在肝脏分解代谢,通过肾脏排泄,当肝、肾功能严重受损时,安眠药的代谢、排出速度减慢,容易在体内蓄积中毒。

8.**严重的肺病患者,包括睡眠呼吸暂停综合征、慢性阻塞性肺病如肺气肿等**。因为安眠药抑制中枢神经系统包括呼吸中枢,可使呼吸变浅,频率变慢甚至骤停,从而加重缺氧和二氧化碳滞留,引发肺水肿,或导致呼吸麻痹、猝死。

9.**血压偏低者**。安眠药可使血压降低,容易诱发缺血性脑血管病。

10.**性功能不全者**。有的安眠药,如安宁抑制大脑的边缘系统,降低性欲。有的安眠药如利眠宁和地西泮可以松弛肌肉导致阳痿。所以，性功能不全者，慎用这类药。

11.**慢性消耗性疾病者**。慢性消耗性疾病和衰弱的体质可对所有药物包括安眠药的敏感性增加，容易引起药物过敏和不良反应。

12.**联用多种药物者忌用**。因为药物间存在复杂的相互作用，因此已服多种药物的患者应慎用安眠药。

13.**未诊断清楚的急性或重症患者忌用**。有的患者发病后烦躁不安，家属出于担心，常常要求医生给予镇静对症处理。而镇静安眠药往往会掩盖病情变化，延误诊断和治疗。

14.**其他**。如闭角型青光眼患者不能应用地西泮；对某些安眠药物过敏，如出现剥脱性皮炎、粒细胞减少等患者应当禁用安眠药。

第九章 | 细说安眠药

如何选择安眠药

失眠困扰着千千万万的人，它给人们带来无穷的烦恼，为解除失眠，不少人求助于药物。

目前，安眠药主要包括巴比妥类药、抗焦虑药以及其他镇静催眠药等。这些药在小剂量使用时产生镇静作用，中等剂量使用时产生催眠作用。此外，抗组胺药、抗精神病药、镇痛药以及一些中草药亦有镇静催眠作用。那么，这么多种安眠药，要如何选择呢？

因病施治

因为失眠可由许多疾病造成，为此要在医生帮助下找到病因，对因施治。如一些顽固性失眠则可能是因精神疾病引起的，抑郁症患者就首选抗抑郁药剂，如阿米替林、百忧解等；精神分裂症患者就要选用抗精神病药，如氯丙嗪、氯氮平等；又如躯体疾病性失眠，继发于心脑血管病、咳嗽、哮喘、多尿等，就需积极治疗原发病，原发病治疗好了失眠症也随之缓解。

对症用药

失眠症可细分为入睡困难、睡眠浅易惊醒、多梦和早醒等。为解决入睡困难，可选用起效快、半衰期短的药，如三唑仑；睡眠浅易惊醒者，可选用中效的如阿普唑仑、艾司唑仑；早醒睡觉时间短的患者，可以选用长效氯硝西泮等。这样用药既可以减少不良反应，又可以见效快。

第九章 | 细说安眠药

服用安眠药的注意事项

服用安眠药时,要注意以下几点:

注意服用剂量

剂量上一定要严格按照医嘱,能用小剂量的绝不用大剂量,而且尽量短期服用,因为长期服用可能导致患者对药物产生依赖性。

对症下药

运用安眠药必须掌握适应证。临床上能不用此类药物时,一定不要使用;能够短期使用的绝对不能长期使用(使用安眠药的时间不宜过长,最好短期、间断使用);能够用其他药物代替的,就尽量不要服用安眠药。

注意单一用药

一般情况下以服用一种安眠药为佳,不应同时服用多种安眠药,以避免或减少安眠药的不良反应。

摆脱失眠
Baituo Shimian

注意用药方法

长期使用时应不断更换品种,这样既可以提高睡眠质量,又可以避免对安眠药产生耐药性和依赖性。在大脑皮层高度兴奋状态下,不要立即服用安眠药,否则,不仅未能起到催眠作用,反而会更加兴奋。如夜间醒来需再服安眠药,最好选快速短效安眠药。如已近清晨,不可再加服安眠药,以免发生白天镇静作用,影响正常的工作与生活。

注意缓慢停药

安定类药物突然停药会产生戒断症状或者撤药反应,因此长时间使用安定类药物的患者,一旦需要停止服用此类药物,不要立即停药,最好逐步减少药量,循序渐进直至完全停药,否则有可能造成病情的反复,甚至出现一些明显的精神和躯体症状,如焦虑、失眠、易激惹、兴奋、震颤、肌肉抽搐、头痛、胃肠功能失调与厌食等戒断症状。

注意合理选药

安眠药的品种较多,各有特点,应根据不同的情况选择适宜的安眠药。不可简单地认为安眠药就是使人能睡好觉而随随便便使用,应该由医生掌握使用的品种和剂量。同时,要时刻注意药物可能产生的

第九章 | 细说安眠药

不良反应。有肝肾功能障碍者应慎用安眠药，长期使用者也应定期检查肝肾功能情况。

避免饮酒

酒精可增加安眠药对中枢神经系统的影响，因此在服用安眠药期间要注意避免饮酒。少量的酒精和烟草都是提神的物质，它们会让大脑皮层快速活跃兴奋起来，而这正好与安眠药让大脑镇定的作用背道而驰，二者同时进行，产生了"正负抵消"的效果，安眠药失去效果。烟草主要是减弱安眠药的药性，而过量的酒精则还有激发安眠药中毒的可能。

有研究证明，酒精对中枢神经初为兴奋作用，之后为抑制作用。由于大脑各部位受抑制不同，初期出现兴奋症状，后期则出现抑制症状，如嗜睡等。而安眠药对大脑有抑制作用，所以酒后服用安眠药，可产生双重抑制作用，使人反应迟钝、昏睡，甚至昏迷不醒，呼吸及循环中枢也会受到抑制，出现呼吸变慢、血压下降、休克甚至呼吸停止而死亡。所以服用安眠药切忌同时饮酒。

安全使用安眠药的方法

1.服用这类药物不可与其他的镇静剂、止痛药、感冒药、酒类合并使用。

2.不可任意加大剂量,也不要将安眠药放在床头,以免半睡半醒时服药过量。

3.还不清楚自己失眠的状况时,千万不要自行到药房购买安眠药。

4.必须在睡前才服用。在服药的8小时内,千万不能开车。

5.每个人失眠的状态不同,不可以把自己用的安眠药拿给别人用。

6.安眠药不能与避孕药一起服用。

7.使用天然"安眠药":对一些长期睡眠不好的人来说,服用安眠药仿佛是他们的唯一选择,但长期服用安眠药容易给肝脏造成损害,不利于身体健康。其实,有很多食物就是很好的天然"安眠药"。如橙子、橘子等水果中的芳香气味有较强的镇静作用;睡前喝杯糖水,也利于生成大量的血清素,使大脑受到抑制而进入睡眠状态;睡前喝杯醋也会使睡眠变得香;等等。

第九章 | 细说安眠药

四招避免安眠药的不良反应

安眠药带来的不良反应几乎困扰着所有长期服药的患者，导致他们睡眠更不安稳，严重影响了生活质量。就服用安眠药后最常见的四种不良反应，提出了相对的解决方案，巧妙避免安眠药的不良反应。

安眠药不良反应一：宿醉现象

几乎所有的安眠药都存在宿醉现象，尤其是使用最为广泛的苯二氮䓬类催眠药物，如地西泮、艾司唑仑等。宿醉现象指的是许多失眠患者服药后能安然入睡，但醒来后却昏昏沉沉，头昏脑涨，无法集中注意力。久而久之，还会严重影响正常的工作、生活和人际关系。

解决方案：第一，对年轻的上班族来说，宿醉现象最为头疼。这部分人并不需要首选催眠药治疗，而应首选心理治疗。心理治疗效果好，没有不良反应，如认知疗法、人本主义疗法、行为疗法等心理治疗手段都能收到治标治本的效果。

第二，如果宿醉现象严重影响了工作和生活，可以换用其他新型的安眠药，如佐匹克隆（忆梦返）等。

安眠药不良反应二：噩梦连连

安眠药还会产生一个较为麻烦的不良反应，就是服用后可能做噩梦，发生率大约在10%。这让患者睡得更不安稳，失去了服药的意义。

解决方案：同属于苯二氮䓬类的安眠药，化学结构不同，每个患者对之的反应性也不尽相同。一个患者如果服用地西泮后做噩梦，换用其他的同类安眠药，如换用舒乐安定等，可能做噩梦的现象就会有所缓解。因此，在专科医生的指导下，换药是一个行之有效的解决办法。

安眠药不良反应三：戒断反应

因为会产生成瘾性、依赖性，安眠药属于国家二类精神药品。成瘾后，患者会不自觉地加大催眠药的剂量，如果停药的话，会出现一系列的躯体症状和心理症状，如头痛头晕、恶心呕吐、震颤谵妄，甚至惊厥等，被称为戒断反应，大大影响了生活质量和自我感觉。

解决方案：第一，失眠症状好转后，不能骤然停药。一般来说，服药剂量较小、每晚只服1片的患者，可以马上停药；每天服药超过2片的患者，要逐渐减量，每隔两三天减一半的剂量，以4片为例，先减为2片，三天后减为1片，再三天后减为半片。第二，目前来说，选择一些新型安眠药，如佐匹克隆等，成瘾性要小一些。无论是停药，还是换药，均应在医生的指导下进行。

第九章 | 细说安眠药

安眠药不良反应四：反应力下降

长期服用安眠药，可能会带来一个较严重的后果，那就是记忆力逐渐减退，反应力下降。

解决方案：服安眠药不要超过两个星期，在停药期间，在心理医生指导下进行认知疗法，建立"我本来可以不需要安眠药就能睡好"的信念，能收到很好的效果。此外，很多人错误地认识睡眠，认为一定要睡足7~8个小时才算正常，实际上，随着年龄的增大，睡眠时间会逐渐缩短，这是正常的现象，不要焦虑，更不要动辄求助于安眠药，因为长期服用安眠药的危害可能会大过失眠本身。

非处方安眠药

因工作、学习、考试，一般持续时间为2～3周的短暂性失眠，可使用非处方安眠药进行治疗。

氯美扎酮：又名芬那露。本品具有较弱的安定及肌肉松弛作用，故可抗焦虑、解除紧张、恐惧等症状，有助于睡眠。口服片剂，成人每次0.2克，睡前服一次。

谷维素：具有调整自主神经功能、稳定情绪、减轻焦虑和紧张状态的作用，有助于睡眠。用于镇静助眠，如神经官能症、月经前期紧张症、更年期综合征的辅助治疗。口服片剂，成人每次10～20毫克，每日3次。

天麻素：本品为天麻的主要有效成分，对中枢神经系统的作用甚为突出，有镇静催眠、改善心肌微循环等作用，故能镇静、安眠、镇痛。口服片剂，成人每次25～50毫克，每日3次。睡前加服1片。其同类制剂还有乙酰天麻素，作用及用法用量均同天麻素。

特别注意：

1.长期使用某一种安眠药易产生耐药性及依赖性，因此应交替使用，在一定时间内可更换另一种药物。

2.服用本类药物期间不得饮酒，也不得饮用含醇饮料。

第九章 | 细说安眠药

3.驾车、船、飞机及操作机械设备时，禁用氯美扎酮。青光眼、前列腺肥大患者也禁用氯美扎酮。

4.本类药物不宜与奋乃静、氯丙嗪同服。

摆脱失眠

非处方中成药

根据症候表现，中医将失眠（常称为不寐）分为肝郁化火、痰热内扰的实证和阴虚火旺、心脾两虚、心胆气虚的虚证。其中，心脾两虚证失眠及阴虚火旺证失眠较常见，失眠患者可以根据自己的症候，选用下列非处方中成药自疗。

心脾两虚证失眠

患者失眠头晕、多梦健忘、心悸、面色苍白、苔黄、唇和舌色淡。

养血安神丸：为棕红色浓缩丸，能养血安神，用于失眠多梦、心悸头晕。口服，成人每次6克，每日3次。其他剂型有片剂、糖浆剂。

复方枣仁胶囊：为胶囊剂，内容物为黄褐色或灰褐色的粉末，能养心安神，用于心神不安、失眠、多梦、惊悸。口服，成人每次1粒，睡前服。

夜宁糖浆：为棕褐色黏稠液体，能安神养心，用于头昏失眠、血虚梦多。口服，成人每次40毫升，每日2次。其他剂型有颗粒剂。

枣仁安神颗粒：为浅棕色颗粒，能补心安神，用于健忘、头晕、失眠。开水冲服，成人每次5克，睡前服。

阴虚火旺证失眠

患者心悸心烦、失眠多梦、口渴、盗汗、面颊及舌红。

神衰康胶囊：为硬胶囊剂，能扶正固本、益智安神、补肾健脾，用于脾肾阳虚、腰膝酸软、体虚乏力、失眠多梦、食欲不振。口服，成人每次5粒，每日2次。其他剂型有颗粒剂。

琥珀安神丸：为棕褐色大蜜丸，能育阳养血、补心安神，用于心血不足、怔忡健忘、心悸失眠、虚烦不安。口服，成人每次1丸，每日2次。

特别注意：

1.患者在选用非处方中成药治疗失眠时，必须辨证用药。

2.外感发热患者忌服本类药物。

3.治疗失眠的中成药宜在餐后或睡前服用。

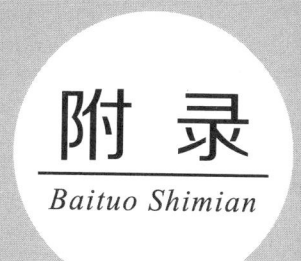

附录
Baituo Shimian

睡眠杂谈

附 录 | 睡眠杂谈

打鼾对健康有影响吗

专家指出，偶尔打鼾且鼾声均匀，对人体的确没有明显的不良影响，但如果在7小时睡眠中，因打鼾引起的呼吸暂停超过30次，每次暂停时间超过10秒，就属于典型的睡眠呼吸暂停疾病，容易诱发高血压、心脏病、糖尿病等20多种病症。曾有患者在接受监测时，一夜之间呼吸暂停竟然高达355次，而且心跳紊乱，血压多次升高到诱发脑出血的边缘值。

老年人"觉少"是误解

老年人和年轻人一样需要充足的睡眠,这是健康长寿的一个重要因素。由于老年人睡眠功能退化,夜间较难入睡,所以才会给人造成"觉少"的错觉,正确的方法是白天适当补充睡眠时间。

附 录 | 睡眠杂谈

打盹儿有益

当代社会特别是在城市中,人的压力越来越大,睡眠透支已成为一种都市流行病,适当的时候打个盹儿,无疑是个好办法。国外一些大公司甚至在办公区内专门设有"打盹儿区",以帮助员工在最短时间内恢复体力,保持最佳精神状态。白天打盹儿的最佳时间是下午1~3点,但夜间入睡困难的人最好不在白天打盹儿。

午睡要因人而异

人体的生物钟除遵循"睡眠—觉醒"的昼夜节律外，白天还有三个睡眠高峰——上午9点、中午1点和下午5点，尤其以中午1点的睡眠高峰较明显。白天的睡眠节律往往被繁忙的工作和紧张的情绪所掩盖。当外界刺激减少时，人到中午就会有困乏感。因此，午睡是人体的正常生理需要，能使大脑和身体得到放松与休息，有利于下午和晚上的学习、工作。

对于失眠症患者来说，白天是否可以午睡，还要视所患失眠症的类型而定。精神因素引起的失眠症患者，不宜在白天午睡；但对于因疾病因素、不良生活习惯，以及因噪声、光、空气污染、环境改变等环境因素引起的失眠患者来说，白天适当午睡，既可以补充前一个晚上的睡眠不足，又不会影响当晚的睡眠，不失为一个好习惯。

但是不少人有午睡的习惯，有的人却觉得越睡越疲倦。这是怎么回事呢？

生理学家认为，睡眠可分为两个相互交替出现的阶段：正相睡眠（浅睡眠），持续80～120分钟；异相睡眠（深睡眠），持续20～30分钟。成年人睡眠时，总是先进入正相睡眠，然后转入异相睡眠，再转入正相睡眠，在整个睡眠期间，如此反复转化4～5次。在异相睡眠阶段，大脑各中枢的抑制程度加深，脑血流量相对减少，体内的代谢过

附 录 | 睡眠杂谈

程随之逐渐减慢。如果人在这一阶段突然醒来,关闭的毛细血管网不能同时开放,就会使大脑出现供血不足,造成一时性的植物神经功能紊乱,出现头昏脑胀、全身疲困、意识模糊等不适症状,从而感到极不舒服。

研究者指出,午睡时间以30~60分钟最为适宜,也就是在尚未进入异相睡眠阶段时即醒来,这样既有利于消除疲劳,又可避免出现越睡越困乏的情况。

医学家指出,有三种人午睡要注意:第一种是65周岁以上或体重超过标准体重20%的人;第二种是血压很低的人;第三种是血液循环系统有严重障碍,特别是那些由于脑血管变窄而经常头晕的人。

这是因为,饭后血液主要集中在胃肠道,大脑的血液会相应减少,大脑供氧量也相应减少。上述三种人如果在饭后立刻午睡,很容易因大脑局部供血不足而导致短暂性脑缺血发作(小中风)。所以,这些人最好在午饭后30分钟再睡。

乘车打瞌睡易生病

有的人乘车时倍感无聊，总习惯坐在座位上打瞌睡。尤其是那些住的地方离单位较远的上班族，睡得晚，起得早，上班途中往往在公交车或地铁里补觉。殊不知，这样的做法是不妥的。人在车上睡觉，不但不能消除疲劳，还容易生病。

第一，我们结合人的睡眠特点谈谈。人的睡眠分为非快速眼动睡眠和快速眼动睡眠两个阶段，在前一个阶段中，又可以分为浅睡眠和深睡眠过程，这两个过程在睡眠中循环多次。人们只有在睡眠中经历了几个深睡眠过程后，才能使疲劳得到充分的消除。但是，在车上睡觉、打盹儿、补觉，由于容易受到各种因素的干扰，比如，汽车的晃动、光线的刺激、声音的影响、空间的狭窄……都不容易使人进入深睡眠状态，而只是在浅睡眠状态，不仅得不到充分的恢复，反而会觉得腰酸腿疼，疲乏无力。

第二，在车上小睡，一不小心就会让你的颈椎受到伤害。

第三，在车上睡觉，车门开关，风扇吹动，一不小心就容易着凉感冒。

不管从哪个角度讲，乘车打瞌睡都是一种很不健康的行为。当你坐在座位上想打瞌睡时，不妨欣赏一下车窗外的风景、听听音乐等摆脱昏昏欲睡的萎靡状态。对于车程较远的人来说，在座位上还要适当

附 录 | 睡眠杂谈

地舒展四肢，促进周身的血液循环。另外，你还可以运用想象放松法、做做白日梦缓解身心疲劳。

想象放松法：乘车时，通过想象，既可以防止大脑疲劳产生打瞌睡的欲望，又可以使身心都得到放松。在想象放松中，身体中那些因长期工作或生活烦恼等累积下来的紧张感、压力感（它们会冲击身体的防御系统，损害健康）将会慢慢消失，从而有益于身体健康。

做做白日梦：研究发现，人在做白日梦时，大脑并非像我们理解的那样处于低耗能状态中。而在我们缓过神儿之前，它一直维持很高的代谢水平，不断消耗大量氧和葡萄糖，神经细胞也会非常活跃，对机体免疫系统的生化物质起着良性的促进作用。乘车时做做白日梦既能防止打瞌睡，振奋精神，又有利于身体健康。何乐而不为呢？

摆脱失眠
Baituo Shimian

恶补睡眠的习惯要不得

由于工作压力和竞争的影响，现代人精神高度紧张，很多人在5天工作日内睡眠严重不足，而单靠双休日恶补，其实这样做对身体很不好。睡眠不能靠恶补。睡眠的时间长短跟健康的睡眠关系并不大，每个人的睡眠时间是不一样的，个体差异很大，质量比时间更重要，最重要的是保持生活的规律性。

由于体力、脑力的透支，会引起人体过度疲劳，长此以往，容易引起"睡眠紊乱"。长期脑供氧不足，会削弱脑细胞的正常功能，临床表现为头昏脑涨、失眠多梦等。

健康睡眠最重要的是不要随意打乱自己的生物钟，即使睡眠不够，也要按时起床。身体功能会自动调节以补足前晚睡眠的不足部分，昨晚没睡够，今晚就能熟睡，反而能享受到高质量的睡眠。

长期乱补觉将造成慢性失眠

有些人"恶补"睡眠，要么是因平时工作繁忙，想在周末"恶补"；要么是在假期中玩得太疯，缺少睡眠，假期最后一天"恶补"。其实，如果没日没夜地乱补，对睡眠毫无帮助，只能是越补越糟。

那些总是觉得自己睡眠不够的朋友，应该用坦然的态度对待睡

附 录 | 睡眠杂谈

眠。睡眠是一种自发平衡我们精神和生理状态的生理现象。有时真正睡得不够，也不要过分担心，因为身体功能会自动调节以补足前晚睡眠的不足部分。

补睡的最大恶果是打乱了生物钟，造成"睡眠—觉醒"节律的紊乱，晚上该睡觉时没有睡意，长此以往，将造成慢性失眠。

有睡眠障碍者更不要补觉

对于那些有睡眠障碍的人来说，更不要随意补觉，如果睡不着，会越补越烦，越补越紧张，越想补越补不回来。

长假期间可以用于休息的时间多了，有些人睡够了也要赖床，这可不是一个好习惯。如果睡醒后，赖在床上漫无边际地胡思乱想，起来会头晕乏力，精神恍惚。这是因为赖床也需要用脑，用脑需消耗大量的氧，以致脑组织出现了暂时性的"营养不良"。

醒后仍赖床会扰乱生物钟

睡够以后，生物钟认为，这时使大脑活跃所需的深层睡眠时间已经足够，如果继续睡，睡眠水平也只不过停留在大脑不活动状态。从睡眠的深浅程度讲，即属浅睡阶段。

赖床是睡眠不守时的一种表现，最大的危害是会引起生物钟的紊乱。生物钟提示醒来，就应该不要再睡，若不听它的"指示"，赖在床上，生物钟的起点就要往后推，如果不做调整，睡觉时间也会往后移，晚上该睡的时候没睡意，形成恶性循环。

如果赖床的时间也没规律，昨天一小时，今天两小时，更会造成生物钟的紊乱。

附 录 | 睡眠杂谈

治失眠有个特效穴——百会穴

长期的中医临床研究证明，按摩百会穴可改善失眠，提高睡眠质量。中医认为，失眠的病理变化属于阴阳失衡、气血失调。头为诸阳之会，凡五脏精华之血、六腑清阳之气，皆汇于头部。而百会穴位于头顶，深系脑髓，可受天地之气，隶属督脉，通督全身之气血。同时，百会穴性属阳，又阳中寓阴，所以能通达阴阳脉络，连贯周身经穴，对于调节机体的阴阳平衡也起着非常重要的作用。所以，经常按摩百会穴可以达到清心健脑、行气活血的作用，对治疗失眠很有帮助。

具体的操作方法是，先找到百会穴的正确位置——头部的正中线上，即头顶正中央。在按摩穴位之前，要全身放松，闭目仰卧在床上。之后用右手拇指外侧或右手掌心，顺时针方向按揉百会穴3～5分钟，每晚睡前一次。同时摒弃杂念，心中默数按摩次数，会使人更快入睡。

另外，艾灸百会穴催眠疗效也很显著。方法是每晚睡前用清艾条（不加任何其他药物的艾条）在百会穴上悬灸10～15分钟，一般在灸后5～15分钟就有睡意了。这种方法在改善睡眠的同时，还能使很多伴随症状，如头痛、头晕、心悸、健忘等得到有效改善。以上两种方法长期坚持，可改善头部血液循环，有效促进睡眠。

摆脱失眠
Baituo Shimian

助眠小偏方

摩擦涌泉穴

当躺在被窝里难以入睡时,将一只脚的脚心放在另一只脚的大拇趾上,做来回摩擦的动作,直到脚心发热,再换另一只脚。这样交替进行,大脑注意力就集中在脚部,时间久了,人也累了,有了困意,就想入睡。如长期坚持,还能起到保健作用。

柏树叶装枕头

挑选一些柏树叶,洗净、晒干,装一个枕头。柏叶枕有一股清香味,能使人感到舒适,起到镇静安眠的效果。

喝红果核、大枣汁

红果核洗净晾干,捣成碎末(可求助中药店)。每剂40克,加撕碎的大枣7个,放少许白砂糖,加水400克,用砂锅文火煎20分钟,倒出的汤汁可分3份服用。每晚睡觉前半小时温服,助眠效果好,无不良反应。